許願水晶
連結指南

3 款必備水晶與 **5** 個練習，快速提升感應力，讓你願望成真！

THE CRYSTAL WORK SHOP
A JOURNEY INTO THE HEALING POWER OF CRYSTALS

艾潔利雅・李 Azalea Lee —— 著　黃春華 —— 譯

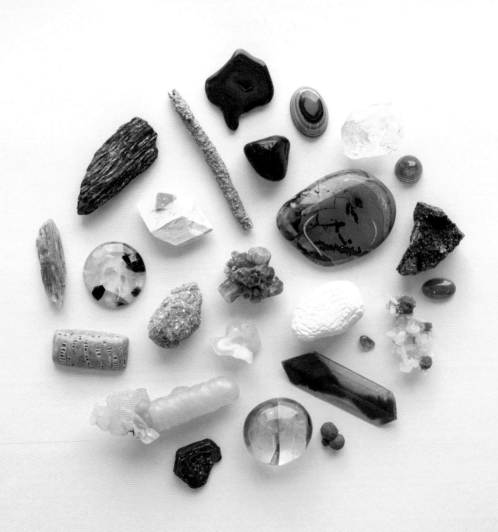

推薦語

「水晶初學者最佳指南，教你如何喚醒水晶礦石本具的自然豐富能量。……作者慷慨分享日常生活中使用水晶的方法，讓你手上的水晶為你帶來最大效用。

—— 加州風格雜誌（*C: California Style Magazine*）

「揭開水晶治療與靈通能力背後的奧祕，鼓勵每一個人善用自己本身的直覺。作者提出的方法完整且全面，不僅包含脈輪平衡的傳統靈性面向，也深入討論這些療癒方法背後的基本科學原理。本書詳細解釋了水晶礦石與人體的交互作用，深入剖析為何水晶治療可以為人體帶來和諧變化。無論是新手或行家，作者的觀點都深具實用性。」

—— 圖書館雜誌（*Library Journal*）

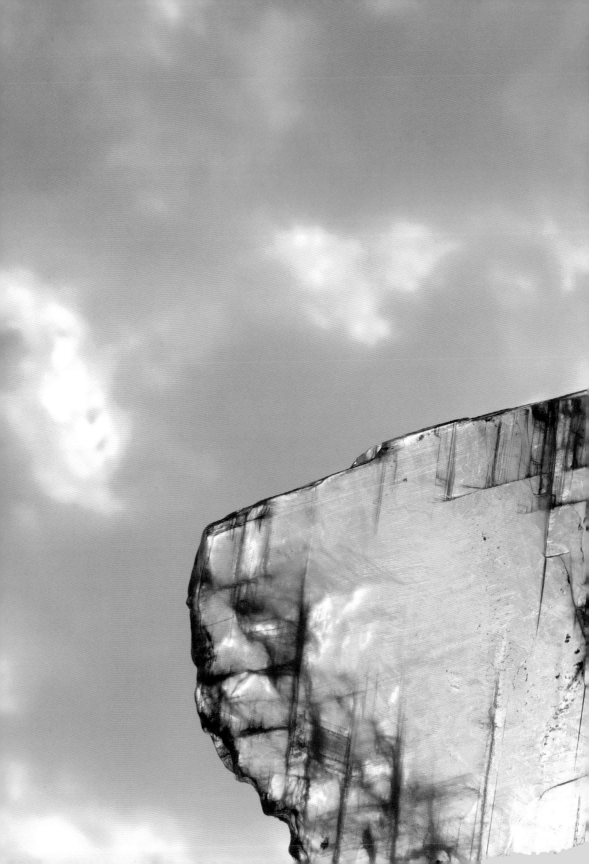

獻給
期望以真誠、正直、慈愛之心
與水晶連結共創的人

CONTENTS

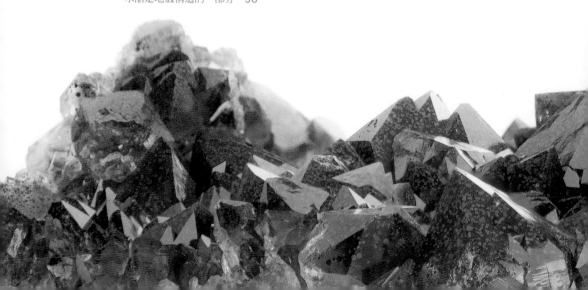

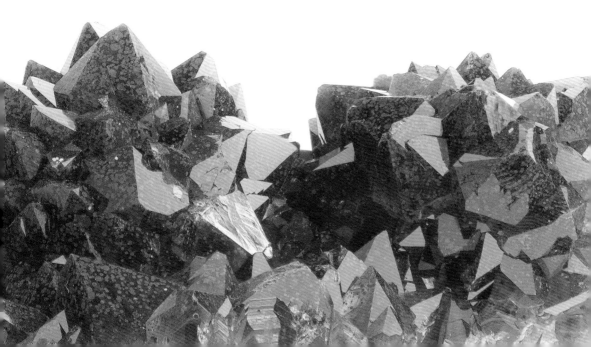

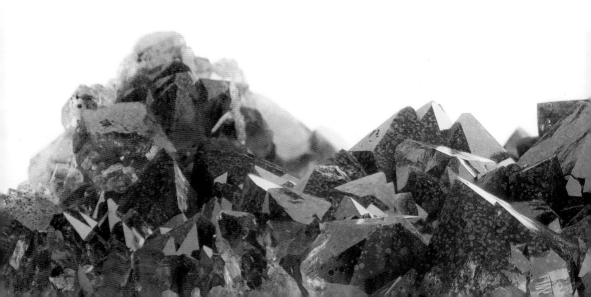

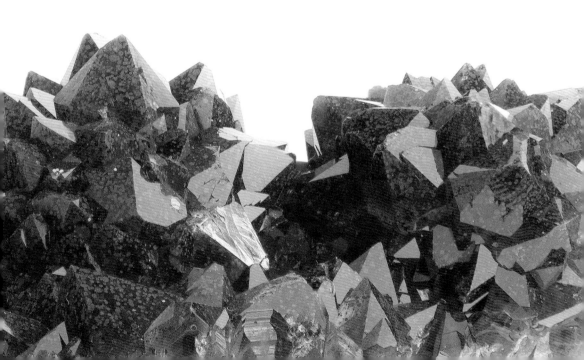

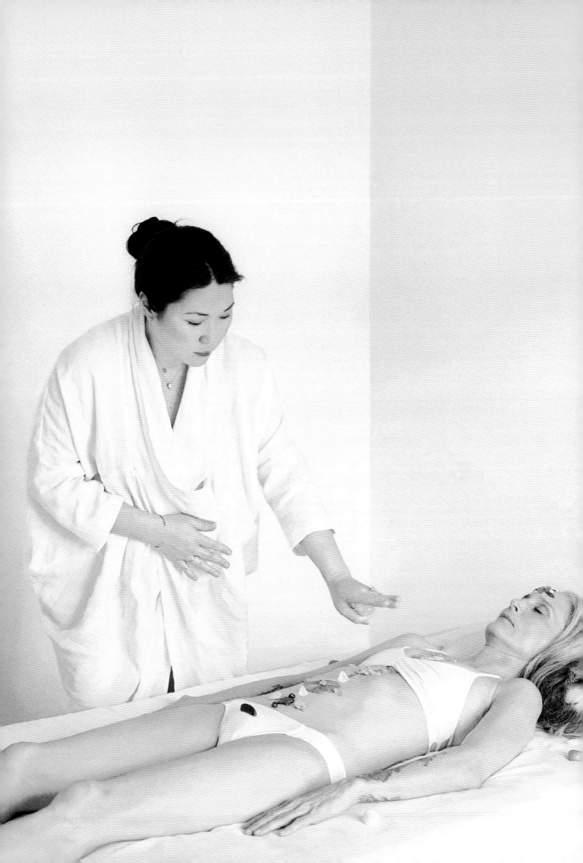

序言

一位水晶治療師的生命旅程

　　我一直都知道，我來到這世界是帶有使命的，但是，我卻不清楚是什麼樣的使命。從我很小的時候，就常對著天地宇宙禱告，求祂告訴我究竟我為何來到這世間，因為我無法甩掉知道自己來到這裡是有目的的感覺。由於這種感覺始終沒有間斷，尋找人生使命便成了我最關心之事。我不會夢想自己要結婚或組成家庭，但卻渴望解開我心中縈繞不去的謎題。對我來說，沒有比找到人生的使命並將此生奉獻給它更重要的事了。

　　我知道我應該在青少年時期多方去探索，但還是很擔憂，不知該朝哪個方向前進。直到即將進入大學，擔心仍有增無減，因為我覺得我沒有從宇宙間得到任何指示或意見。我對很多學科都有興趣，但每一個學科都有專屬的職業生涯軌道，我一邊感到絕望，一邊開始踏上其中一條路。然而內心始終有一股力量在牽引著我，讓我無法全心投入其他事情，除非那是我命定之路。

　　因為生命的安排，我休學了一段時間，但似乎仍沒有任何跡象告訴我到底該做什麼，於是我回到學校決定主修電影。電影是一種說故事的媒介，而故事具有強大的療癒力量，我猜想，這大概就是我的使命了吧！畢業之後，似乎天意所賜，我很快就開始與景仰已久的電影前輩們一起工作，於是我自認為已經得到指示，終於走對路了：我的人生使命就是要與世人分享療癒人心的故事。

然而，老天似乎暗暗與我作對，加上私人生活一直在阻撓，讓我無法把全部精力投入於分享我自己的故事，時間就這樣一年一年如水流逝。現在我三十多歲，工作是服裝設計師，遇到心愛的人並且和他結婚，圓了組成家庭的夢，養了一屋子快樂的小動物。雖然完全不在預料之內，但人生至此可說美好完滿，可是從出生以來就跟著我的那個感覺，卻始終不曾離我而去 ……到底老天爺要我做什麼呢？

　　相隔了這麼多年，拍電影當然已經不是我的人生目標，服裝設計師似乎也不是我的使命。儘管我對老天苦苦哀求請祂開口告訴我，儘管我依然急切想要把生命奉獻給我的使命，儘管我願意盡一切力量去完成交付在我身上的任務，但老天卻依舊沉默。

　　雖然我一直以來都在學習形上學和靈修，但對水晶從未感到興趣。走出自童年時期的虔誠基督教信仰後，最終選擇放棄不可質疑的「聖經如是說」之宗教信條。我讀過的水晶書籍，也都帶有「此乃唯一真理」的味道，總是用非常肯定的語氣在宣說水晶的形上學特性。我心中經常有疑惑：他們究竟是如何獲得關於水晶的資訊？這些訊息是不是他們自己編出來的？我該如何分辨水晶書籍的作者是不是秉持真心在撰寫？是不是真的全心全意想要幫助人們？萬一他們自以為對水晶無所不知、甚至更糟——如果他們根本就是江湖騙子，那該怎麼辦？

　　所以我一直躲著水晶，躲得遠遠的。

　　直到有一天，我想為自己挑選一件特別的水晶珠寶，希望可以帶給我支持力量。但我對市面上現有的能量珠寶感到失望，我所看到的製作品質大多極差，雖然我相信水晶有很強的療癒功效，但對銷售的說詞感到非常懷疑。那些關於水晶能量特性（metaphysical properties，形上學性質）的描述幾乎千篇一律，不知是從哪裡複製來的，讓人感覺這些珠寶好像是憑藉一種盲目的相信而製造出來，並沒有真正去了解各種寶石本身所擁有的療癒能量。雖然我也不太清楚自己為什麼會對這件事情有這樣的反應，但我知道，至少可以挑選跟我能

量相共鳴的寶石，因此，我決定幫自己動手做幾件水晶首飾。

我找到一些寶石並完成了幾件作品，覺得很開心。後來有人跟我說，這些作品似乎也為他們帶來激勵跟感動，我才意識到，我也很想要為其他人製作療癒水晶珠寶。雖然我相信自己的直覺，也有自信為自己挑選適合的寶石，但我不確定是否有能力幫別人做同樣的事。我知道，那是因為我對水晶書籍書上關於晶體能量特性的描述仍然心存懷疑，無法真正接受那些說法。因此，為了讓我對自己的作品更有信心，我需要了解各種寶石的功效並建立專屬於我個人的直覺與理解。要做到這件事，最棒的方法就是與水晶建立直接的關係，於是，我去上了一堂水晶治療課程。

在課堂中，我被老師點名來協助進行一次水晶治療。老師的友人躺在墊子上，我憑直覺將一顆顆水晶放在她身上，老師坐在一旁指導，以免我中途卡住不知所措。當治療一結束，我的老師看著她的友人，對我比個手勢說：「你相信這是她的第一次嗎？」因為我對於在課堂上當助手始終興趣高昂，也在其中體會自己的感受，所以我並沒有很在意這句評語，也沒有發現那其實是一種稱讚，更不用說，我覺得這只是尋常合理的事情而已。但是下課後在開車回家的路上，我才恍然明白：原來我懂水晶！

回到家之後，整個人陷入茫然；這一生苦苦掙扎、懇求，渴望知道我的人生使命究竟為何，突然間，一個機緣巧合，居然與水晶接上線了。

老天爺沒有直接說我的人生使命是什麼，只讓我像是白忙一場。我這一生對很多領域都有興趣，而且一直覺得是老天爺鼓勵我去經歷這一切。有時，我會維持一項興趣一段時間，直到環境逼著我轉換方向；對於所學過的每一樣東西，雖然都很感興趣，但我發現，老天爺鼓勵我做的這些事情，彼此之間根本毫無關聯，這讓我感到困惑。因為我跟緊每一個徵兆，希望它能帶領我找到人生使命，但卻始終事與願違，每一次都感覺自己愈走愈驚險。老天爺好像把我丟進一個無人的深山荒野，每一次遇到岔路，都引我去走那條比較可怕、比較陰險的道路，每一次都好像故意推著我去選擇那條跌宕不穩的小徑，萬一沒有走好，後果可能不堪設想。

經過幾十年看似毫無目標的徘徊遊蕩，穿越生命的荊棘叢林，我彷彿來到世界的邊緣，然後老天爺突然把我的使命從天上筆直地丟進我的懷裡。從水晶課堂回到家，我完全明白為什麼我的人生總是充滿看似怪異無章的功課，為什麼我的興趣如此廣泛，為什麼我會從事那些看似毫無關聯的職業。原來人生至今所經歷的一切，所學習過的每一樣東西，都是我成為水晶治療師前必要的鍛鍊；原來，這一切，老天早已為我安排妥當。

　　我之所以和各位分享這故事，是因為我有預感，這也會是你們的故事。你們也在不斷尋找，那自始至終都在心裡的東西，它拉著你、催促著你，不斷去追尋。無論遇到多少艱難險阻，縱使選錯路、進入死巷，你依然努力想要找到答案，依然想知道自己在尋找什麼。在人生的旅程中，努力不斷嘗試，想要明白自己內心真實的渴望；閱讀書籍、參加課程、探索不同的道路，希望它可以帶你找到解答。每一次得到一個新觀點，就又多認識自己一些。雖然不斷發現新的自己，依然感覺不夠，你想知道更多。

　　你也一直走在一條充滿不確定性的崎嶇道路上，也一直在追尋中徘徊流浪，經常感到毫無目標，歷經危險動盪，懷疑自己是否真的選擇正確。現在，我想讓你知道，你的決定是正確的——因為你一直在追尋真實的你。

　　此刻，你的旅程已經走到一半，你已經來到這裡並渴望對水晶有更多的了解和認識；你感覺水晶牽引著你、用奇妙的力量帶你找到一直苦苦追尋的答案（它們一定會）。雖然這也許只是你人生旅程當中的一小站，但它會是充滿樂趣的一段路，一份美妙的祝福，你的水晶會與你相伴，為你加油打氣，支持你、幫助你，直到你真正的使命出現為止。

　　我在水晶課程學到的以及想透過本書告訴各位的是：所謂與水晶連結，就是學習如何進入它們的頻率，與它們同頻共振。當你培養起你的直覺力，你就愈能感應水晶的頻率，你就有能力聽到、感受到它們的聲音，愈來愈明顯、愈

來愈強烈。這些經驗都會成為你的助力，能夠更明白如何運用水晶的支持頻率來療癒你自己，讓它們在你追尋真實自我的旅程中，成為你的同行夥伴。

你們將會發現自己確實跟水晶有很深刻的連結，就像我的故事一樣，你們對水晶的了解，其實超乎自己的想像。即使最後你發覺你最強的直覺天分並不在於和水晶的能量做連結，但當你讀完此書，對水晶的認識也絕對會超過以往，你的直覺力不僅會得到全面性的提升，對水晶的看法也會從此改變，不會再用過去的觀點來看待水晶。你會跟它們的能量有足夠程度的連繫，讓它們的支持力量得到最大發揮，而且你會知道，如何在你需要的時候，獲得水晶的幫助。

接下來，就讓我們帶著水晶一起展開旅程吧！

「偉大源自於對微小事物的崇敬與關心。」
——艾克哈特‧托勒《一個新世界》
（Eckhart Tolle, *A New Earth*）

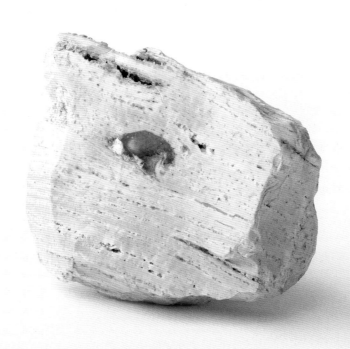

蛋白石共生礦

導讀

你想學習如何使用水晶嗎？
如果答案是肯定的，這本書就是為你而寫。

我遇到許多真心想要認識水晶的人。從你們的問題、評論和關注裡，聽到你們深刻的渴望。

因為如此渴望了解水晶，你可能已經搜集過許多資訊，並希望將學到的東西結合起來，更深入認識水晶。但你會發現，很多資訊會告訴你各種水晶的特性，卻很少教你如何真正去使用水晶，有些甚至還是片段零碎的訊息，而且彼此相互矛盾，讓你困惑不已。

你無法甩掉那個感覺，你知道還有很多東西你不了解。

因為直覺告訴你，你從水晶身上所感應到的力量及你對它們的了解，兩者之間存在著明顯落差，於是自己下了一個結論，能進入水晶的頻率與它同頻共振、了解水晶與其交流溝通並用來做治療的人，一定是上天特別揀選的，非常稀少。

這不是真的。
你被它們深深吸引，這是千真萬確的。
你也絕對有能力了解水晶，並和它們一起齊心協力。

這本書，將會澈底改變你對水晶的了解。

學習水晶，就像學習烹飪。首先，必須認識所使用的食材，然後，要知道烹煮這些食材的技巧，煮食的經驗愈多，學到的知識也愈多。一段時間之後，會開始憑自己的感覺，知道什麼東西太過、什麼東西太少、什麼程度叫做剛剛好。當經驗和技術愈來愈豐富，便不再需要依賴別人寫的食譜，你有能力可以根據食材和烹煮技巧，研發出與自己相共鳴的菜色，創造出新的口味，只屬於你的滋味，世上絕無僅有。

同樣的，你也可以把這本書當作一堂烹飪課，如何用水晶來「煮出東西」。你會學到關於水晶的一切知識，了解水晶是如何在運作，同時也會學到最基礎的技巧，親自動手去體驗。爾後，透過練習和實務經驗，可以讓基礎的方法與技巧更上一層樓，開始學習進階的水晶療癒技術。你會學到如何跟水晶一起合作，運用它們的強大能量，來幫助你自我療癒，解決生活各個層面的問題。

如何閱讀這本書

這本書的內容，是根據我個人作為一名水晶治療師實際從事水晶治療工作的經驗，及在教導其他人運用水晶能量時認為最有效的方法，以此為基礎撰寫而成。對於初踏上水晶旅程的新手來說，這本書是對於水晶基礎知識深入探究的一種方法；如果已經有使用水晶的實際經驗者，可能會從中發現到一些新的觀點及使用水晶的新方法。

這本書與其他水晶書籍不同，我不會把重點放在介紹每一種水晶和它們的特性，而是教你如何直接去感受水晶的能量，去體會你跟晶體之間的關係，進而知道如何去使用它們。為了達成這個目標，我會鼓勵你，在閱讀每一章之前，都以最直接的方式先跟水晶做連結，你只需看著書上的晶體圖片，留意你對每一張圖片的感受反應即可。另外，這些水晶圖片還有一些其他額外資訊，包括晶體的尺寸大小及礦物標本產地，都會收錄在〈PHOTO INFORMATION〉中。還有一件事情很重要，請按照章節順序來閱讀本書，因為這些資訊都是經過設計的，依階段循序漸進地閱讀可以獲得最大的學習效果。**因此，千萬不要跳著讀，請務**

必依章節順序讀。當你在閱讀時，可能會遇到一些資訊而產生疑問，想要趕快跳到下一章去找答案，不過我建議最好別這麼做。如同古諺語所說：整體比局部的總和更好（The whole is more than the sum of its parts.）；一旦你依序讀完這本書所有章節、做完所有練習，就能夠對水晶能量有全面性的理解，收穫將遠遠大於預期。

這本書的書寫對象，是對於靈性成長的概念（比如脈輪、振動頻率及能量療法）已經大致上了解的人。不過，即使你完全不知道也別擔心，只要繼續閱讀就好。就如同已讀過一千首情詩，也無法真正理解這些人到底在大驚小怪什麼，直到自己深陷其中才會明白。所以，對於形上學能量法則的真實理解，只會來自個人親身體驗，在那之前，文字只不過是一種提綱挈領的作用，先給予一個概念，讓你知道在追尋的東西為何物而已。但這本書的結構是：當你實際跟著去做，開始獲得經驗，同時得到概念。

此外，由於形上學資訊本質上是多維立體的，因此當它們化為平面文字時，一定會需要被「折疊」，於是就形成了一層一層帶有紋理的文本，文本裡的知識洞見，會隨時間而顯露。所以，當你讀到一個關於形上學內容的段落，日後重新讀它時卻發現一些新的訊息，好像之前從未讀過這些文字一樣，這是完全正常的。形上學資訊很像一幅複雜的「連連看」（connect-the-dots）：這種圖，起初只能看到一部分線條輪廓，但是當你對每一個形上學概念有愈多的了解和體會時，就會慢慢浮現愈多的細節，這幅連連看就會變得愈來愈豐富、愈完整。再者，由於每一幅圖都只會在精確度上顯得愈來愈細膩，因此，無論你現在是在哪一個位置，都是最好的起點。所以，如果你現在還有些地方不了解，也不用擔心，假以時日，對這些概念一定會有更清楚的認識。

基於上述的理由，請溫柔對待自己，允許自己帶著輕鬆愉快的心情來學習水晶。只要你真的用心在練習裡下功夫，盡其所能去理解書上的資訊，就能期待自己，不僅能夠與你的潛在水晶能力連結，更能全面深化你的天賦直覺。

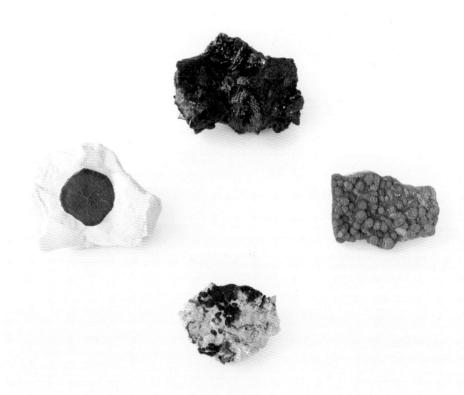

藍銅礦的各種晶體慣態（晶癖）

尊重自身的真實經驗

　　閱讀這本書時，你可能會發現，之前從其他水晶老師學到的東西讓你更有共鳴。由於水晶的研究不是一種宗教，而且與大部分學科一樣，具有不同的思想派別，因此並沒有所謂特定規則或教條方針可供遵循。因為每一位老師對水晶都有不同見解，最後還是要由你自己來決定，哪些資訊跟你的靈性能量最能產生共鳴（如果你所學習和實踐的東西讓你變得比之前更好，那就表示走在對的道路了）。

　　因此，請相信你自己的體驗，而不是相信別人說的話，這件事非常重要。包括我在這裡所寫的任何內容，如果你不同意這本書中的某些看法，也沒關係。請允許自己對於你所學到的部分或全部內容保有不同見解。這本書會把你本身的直覺力及你對水晶的直覺感受磨得更加銳利，所以，請以自己的經驗感受作為最終的依歸，勝過相信別人的經驗，包括我所說的一切。

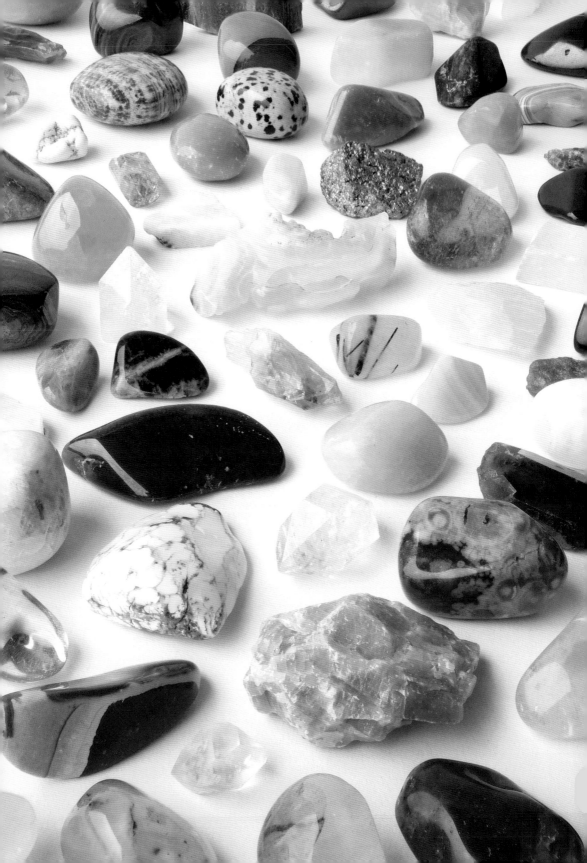

為本書的練習準備

　　你會需要三塊小水晶來幫助你完成這本書中所有的練習。雖然要到第九章才會真正用上，但我強烈建議先完成這項步驟，因為一旦你開始與自身的直覺力連結，你絕對不會希望有任何事情來影響你做這些練習。

　　你需要的水晶大小尺寸，就是我們通常說的「小碎石」或「小滾石」即可，價格可能從非常便宜到非常昂貴都有，取決於該晶體是否稀有。價格高低並不重要，重要的是，你不能先知道這些練習用的水晶有哪些。意即，你得請別人去幫你買晶石或從我的網路水晶商店 place8healing.com 買到我專為本書特製的「水晶練習密封套組」（Crystal Exercise Kit）。

　　如果是由朋友幫你挑選礦石，請他們到水晶實體商店或網路商城購買三塊袖珍水晶小滾石。他們不需要知道你手上已經擁有哪些水晶，因為這與練習無關。大約二十美元（約六百元新臺幣）就可以買到一整套袖珍水晶組。

你的朋友要幫忙做的事

1　從下一頁的水晶列表當中挑選三種不同的小水晶。

2　將這三塊小水晶分別標上英文字母 A、B、C，然後在一張紙上寫下「解密鑰匙」說明 A、B、C 分別是對應哪一種水晶。

3　把這三顆小水晶分別用黑色紙張包起來，儘量把紙包厚一點，讓每一包水晶看起來差不多一樣大小（重點是絕對不要露出水晶原本的形狀）。在包裝外面清楚標示每一顆水晶的指定英文字母後，用膠帶固定封牢。

4 把寫好的「解密鑰匙」放進不透明信封袋，封起來。

5 信封袋與包好的三顆水晶交給你。

水晶列表

以下是建議選用的晶體列表，因為它們較為普及，非常容易取得。如果可以的話，請儘量選擇列表中的水晶，或直接看〈水晶索引〉（第 330 頁）選擇。

- 天河石 Amazonite
- 紫水晶 Amethyst
- 天使石（亦稱藍色硬石膏）
  Angelite（aka blue anhydrite）
- 海藍寶 Aquamarine
- 黑碧璽／黑色電氣石
  Black Tourmaline
- 藍紋瑪瑙 Blue Lace Agate
- 綠色東菱石 Green Aventurine
- 赤鐵礦 Hematite
- 藍晶石
  Kyanite（blue Colored）
- 鋰雲母 Lepidolite
- 孔雀石 Malachite
- 粉紅方解石／錳方解石 Mangano
  Calcite／manganoan Calcite

- 月光石 Moonstone
- 黑曜岩（黑色或大部分黑色）
  Obsidian（black or mostly black
  colored）
- 葡萄石 Prehnite
- 黃鐵礦 Pyrite
- 紅碧玉 Red Jasper
- 菱錳礦 Rhodochrosite
- 薔薇輝石 Rhodonite
- 粉晶 Rose Quartz
- 透石膏 Selenite
- 煙晶 Smoky Quartz
- 蘇打石（方納石）Sodalite
- 虎眼石 Tiger's Eye

拿到水晶之後

請不要用手去捏外包裝來感覺礦石的形狀！現在你對於這些水晶知道的愈少，最後的收穫會愈大。請把驚喜留到最後！把這三顆石頭收起來，留到第 9 章的練習 5 使用。

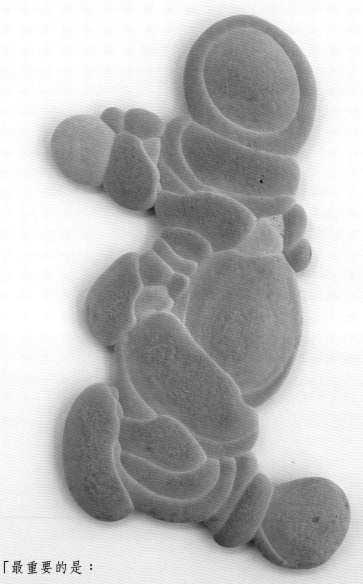

方解石結核（亦稱精靈石）
Calcite concretion (aka Fairy Stone)

「最重要的是：
你必須忠於自己。」
——莎士比亞《哈姆雷特》
（Shakespeare, *Hamlet*）

向水晶傳達你的意圖

我曾與一位印地安霍比族耆老同坐並向他請教,他的部族是否有任何靈性教導,希望我幫忙傳達給世人知道。他毫無遲疑對我說,他最希望讓人們知道「儀式的重要」。

若你細思此事會發現,我們生活中很多重要時刻都與儀式有關。畢業典禮、結婚典禮,甚至是將生日蛋糕上的蠟燭吹熄的動作,都是為了讓我們更加意識到這一刻的存在,及它所代表的深刻含義。因為正是這種儀式行為,把我們的注意力帶到一個特定時刻,使得與這件事情相關的人參與其中,最後在一個特定的時空當中形成一股莊嚴神聖的能量。

但這位霍比族耆老的叮嚀隱藏著一個弦外之音──儀式需要在我們生活各個層面去實踐。飯前謝恩,是我們為了對所吃的食物表達敬意而進行的小儀式:感謝有食物可以來滋養你的身體;感謝有人準備食物供你食用;感謝有人辛勤工作,耕種或採集來供給你食物;感謝植物、礦物及動物獻出自己的生命來養活你;感謝地球母親創造出可供一切食物生長的環境;感謝宇宙的誕生,使所有這些行為得以發生,這就是謝恩的內容。活在當下這個時空,對所有幫助你活在這世間的一切萬物表達敬意與感激。

緣此之故,儀式的實踐並不僅僅是生命重要時刻與場合的標記,也是對生活中一切看似微不足道之時刻表達敬意的一種方式。因為你生命中每一刻都是神聖的,蘊藏著無限潛能力量,但惟有你對它表現出足夠的敬意,這力量才會顯現。

所以,在你踏上旅途之前,我們要先用一個簡單儀式來揭開序幕:向水晶傳達你的意圖。

儀式

所謂「意圖」（intention），就是「一個目標或計畫」，intention 這個字來自拉丁字根「in-」（意思是「朝向」），再加上「tendere」（意思是「延伸／趨向」）。如果是用在水晶上，意即：你是基於什麼意圖想要學習認識水晶？你想要在哪一方面擴展你對水晶的知識？你最後想要達到的目標是什麼？

或許你的目的是想要了解水晶的運作原理，或是水晶如何讓你的生命更快樂、更完滿充實。也許你是想用水晶來幫助你找到人生目標，或是希望能夠更有自信地使用水晶的能量。想一下，如果提到水晶，內心最希望它幫你達成什麼願望。如果你對水晶沒有任何遠大抱負，只是單純對它們感到好奇，那麼你最想知道什麼？這也是你的意圖。

如同你在播種時期待它將來會變成什麼植物，意圖也一樣，重要的是，你希望這意圖帶有什麼特性，作為你最後想要的結果。要做到這件事，最有效的方法，就是先界定你達到目標時希望獲得什麼感覺。是希望自己感到幸福快樂嗎？還是自己更被愛、內心更完整和諧？希望比以前更有智慧？還是想要更落地踏實？精準設定你想得到的感受，是幫助你界定意圖最好的方法。如果你是用抽象概念和物理描述來思考最後得到的結果，在設定意圖時可能會受到限制。

例如，你會如何描述一個舒適的房間？請在腦海中迅速列出這房間的物理特性。你腦中出現的內容可能包括：「有柔軟的靠墊和高級床墊」、「燒著柴火的明亮壁爐」、「堆滿書籍的書架」及「可以飽覽自然風光的大面窗戶」等。但如果我問你，「舒適的房間」是什麼樣一種感覺，你會馬上知道那是什麼感受，即使你沒辦法確切用語言表述出來。事實上，有些房間可能會讓你感覺非常舒適，但它們並不具備你上述列舉的那些物理特性，甚至有可能跟你想像的舒適空間完全不一樣。比如說：一個「舒適的房間」，裡面有一台「大螢幕電視」，播放著你「最喜歡的電影」，然後電視正對面是一張「舒適的沙發」，沙發上有一隻「正在打呼嚕的貓」。但是，如果這房間是讓你感覺很親近、舒服、放鬆、安全，那就是完全符合你對「舒適房間」的感覺。

因此，與列舉「物理特性」相較起來，用「感覺」界定更能夠涵蓋和延伸所謂「舒適房間」的範圍。所以，回到我們這裡要做的練習，把意圖放在「感覺」的方式上，可以避免讓你的意圖範圍變得太過狹隘，它一方面可以作為一種總結，同時又包含你全部的意圖，而不至於排除掉你可能得到的潛在成果。

當你選定你想要的感覺之後,它會轉成訊號,讓你知道你是否已經朝著設定的意圖邁進。你持續前進,離它愈來愈近時,會感覺跟剛開始有所不同,而當你依然繼續前進,這感覺會愈來愈加深,也愈來愈明顯和清晰。

　　雖然你可能已經設定好想獲得某個特定結果,但重要的是,你必須認知到你的意圖其實是開放性的,它並沒有真正、明確的目標要實現。相反的,你的意圖是聚焦的作用,成為你在這趟旅程上前進的一個目標。

　　右頁是設定意圖的儀式步驟,請先全部讀過一遍、熟悉所有過程步驟,然後坐下來,閉上眼睛,以你所記得的內容來進行。不需要非常精確,重點是將注意力放在當下的時空,讓你的意圖盡可能清晰地呈現出來。

1. 找一個安靜的地方坐下來。雙腿盤坐在地板上，或是坐在椅子上，雙腳平放在地面上。

2. 閉上眼睛，做三次深呼吸。讓呼吸儘量緩慢、深長。

3. 心神向內收攝，將注意力放在你的身體上。觀想頭部和脊椎發出柔和的金色光芒，然後讓這道光往外擴散，形成一個金光泡泡，將你整個身體全部包起來。

4. 當這金光泡泡的畫面非常清楚穩定之後，開始觀想你的意圖和感覺。將這感覺牢牢地放在你心中。

5. 當你將這意圖的能量牢牢持守在你心中，呼召你的靈性導師、水晶指導靈、天使以及其他的光之導師來到你身邊。請求他們，在認識水晶的旅程上協助你、支持你。

6. 再做三次緩慢、深長的呼吸，然後輕輕張開眼睛。

恭喜你完成了第一個練習！

水晶治療是最深層的療癒

　　我所採用的水晶治療方式，能將個案帶入包容萬象的內心旅程。我會先請個案躺下來，閉上眼睛，將水晶逐一放在他們身上，他們便開始看見心像畫面（visions）。

　　起初，他們可能只會看到微弱的顏色和形狀，但很快就會看到清晰的影像，並發現自己身在景象之中，且以一種極為深刻的方式親身體驗這過程。他們開始探索外部環境，並與我一來一回交談互動，就好像平常在講話一樣，同時，也沉浸在自己的內部世界，與那世界中的存在體與物體進行互動。

　　我的工作就是掌握這空間，去創造同時具備有形物質與無形精神能量的環境，讓個案在這空間裡感到安全和被保護，同時激發出療癒所需的能量，讓這能量得以發揮和運作。這意謂著我必須全程在場，將我的能量維繫在一個穩固的範圍內，集中注意力協助個案在旅程上往前推進。我會仔細觀察個案的能量變化，同時運用直覺，密切注意他們在內部景象世界裡發生的一切。我會詢問問題，幫助他們在這條路上前進。

　　「你現在人在哪裡？」
　　「我在一座森林裡面。」
　　「你看到什麼？」
　　「我看到一座洞穴。」
　　「你想走進洞穴裡面嗎？」
　　「不要！」語氣非常堅定。
　　「為什麼？」
　　「因為洞穴很暗。」
　　「請等一下。」我說，然後將某些水晶重新排列，並放上一些新的水晶。
　　「現在你看到什麼？」

「我可以看到洞穴裡面了。」

「你在洞穴裡面看到什麼？」

「我看到一張動物毛皮的床，一個溫暖的火堆，還有牆上的壁畫。」

「你現在想要走進去嗎？」

「是的。」

然後他們進入洞穴，去發現那些早就在等待著他們的訊息。

我的工作也有點像是個案內在心像世界裡的導遊。儘管個案會進入什麼樣的世界完全不可預期，但我確實知道如何在交替的世界裡提供方向、為他們導航。由於他們遇到的環境和人可能相當不尋常，對所處的情況經常感到困惑迷茫。但因為我能夠掌握空間，一方面置身於他們所經歷的「外部」世界，同時又鳥瞰他們「內部」發生的一切經歷。這讓我有辦法對個案正在經歷的事情有更寬廣的視野，同時也了解他們正在經歷什麼重要事件，因此能夠提出一些問題，來協助他們更加了解發生在他們身上的事。雖然最後還是得由個案自己決定要去哪裡、要用什麼方式在他們的心像世界中前進，但作為一名經驗豐富的導遊，我可以為他們提出一些有趣的建議，讓他們知道自己可以往哪個方向走，獲得他們渴望得到的療癒。

當個案在他們的內在心像世界進行冒險時，我會坐在他們旁邊，依據他們的能量狀況添加、移除或移動身體上和身體四周的水晶。我經常說，我所進行的水晶療程，很像一位音訊工程師在調音板上調整音頻高低（「低音多一點！高音少一點！殘響少一點！」）。只不過，我不是用開關、滑動開關裝置和旋鈕來進行校準，而是利用各種不同水晶的能量模式來幫忙校準個案的能量。根據每個人個別的需要，我會用不同的水晶來提升他們的能量、重新調校已經偏斜失衡的能量、以及（或是）將先前被埋沒的支持性能量誘導出來。

當個案完成這趟內在心像旅程，再次睜開眼睛，我會遞給他們一面鏡子，讓他們看看自己及放置在身上的水晶。當他們看到鏡中的自己和身上四周圍大概放了一百個水晶時，常常會說，他們完全不知道我居然用了這麼多水晶。因為深深沉浸於自己的內在旅程，他們甚至完全不會感覺到有水晶放在他們皮膚上。

水晶療程的內部世界經驗，其實跟做夢有點像，場景和環境會一直流動變化，而且視角會比平常真實生活的任何一個經驗感覺都還要清晰和明顯。不過，雖然這些心像對他們來說非常短暫，但經驗本身卻相當深刻。除了身體感受非常明顯之外，還能夠聽到聲音、嚐到味道、聞到心像環境中一切物體的氣味，情緒感受很強烈而且清晰。

個案會發現自己正在與他們性格迥異的人交談，同時也發現他們能夠跟無生命物體及動物進行心靈感應交流。有時，他們會跟已經不在世的親人或尚未出生的孩子對話。有時，他們會回憶起以往一直認為並不重要的記憶，才發現那些經歷對生命所帶來的影響之深刻，超乎他們先前所知。他們甚至會回想起一些往事，以他們成年人的眼光來看完全可以理解，但卻發現當時那孩子最初所經歷到的傷害和痛苦，依然牢牢藏在內心深處。有時，個案甚至會回到前世，發現那些前世創傷還在影響他們目前的生活。諸如此類情況，水晶療程可以讓過去未完結的能量碎片浮現上來，受到關注，進而得到處理和療癒。當一個人開始想要去了解和解決他們目前生活中面臨的問題時，每一個療癒碎片都會變得非常重要。

能達到這樣的效果，是因為水晶治療就跟其他類型的能量工作一樣，能夠影響我們的「精微體」（the subtle bodies）。雖然你這一生不斷從鏡中看見自己，但你看見的並不是全部的你，看到的只是肉體的反射，真正的你絕非僅只如此。

也許你相信，真正的你也包含「靈魂」（soul），但這樣說也並不正確。因為，你的靈魂並非你所擁有之物，而是你這個人最內在本質的部分。你是一

「如果你想發現宇宙的祕密，
那就從能量、頻率及振動的角度
來思考它。」
——尼古拉・特斯拉
（Nikola Tesla）

煙晶（Smoky Quartz）

個擁有肉身的靈魂，你的靈魂不是你所擁有的東西；你在這一世「借用」、「擁有」現在這個肉身，而你的靈魂是可以在你的肉體之外獨立存在的。

但是構成你這個「人」還有其他「層」身體（bodies）。不同派別各有不同分類法，但整體來說，主要有四「層」身體──肉體、情緒體、心智體及靈魂體（physical, emotional, mental and spiritual）。有形的肉體就是從鏡中看到的自己，靈魂體是你的靈魂部分，心智體和情緒體是屬於你這生命存在的非物質（無形）部分。這三層非物質身體（情緒體、心智體、靈魂體）合起來，統稱為精微體（the subtle bodies）。

你的肉體是屬於有形物質，因此密度比較重，但你的精微體不一樣，它比較輕、比較精細、比較「隱微」，因此無法用任何物理的方法被感知。就跟你的肉體一樣，你的每一層精微體是從你內部最深處而生，然後層層往外擴展，精微體包圍在你的肉體外部，愈外層，能量愈輕。你的肉體是密度最高、物質感最重的一層，圍繞在它之外那層則能量較輕，即情緒體。情緒體之外是心智體，它的能量密度甚至比情緒體還要低。最外圍則是能量最輕的靈魂體（即靈魂／soul）。你的靈魂體不僅將各層身體全部包裹起來，在最外層保護、支撐它們，它也是源自你的最內在與最核心部分。整個生命的存在，最重要、最核心的部分就是靈魂體。

你的三層精微體合起來，形成「氣場」（aura），即穿越你的肉身自我、向外輻射的一個能量場。當你透過你的肉體來與物質層界互動的同時，你的氣場卻不受空間和時間的束縛限制。不過，雖然你的氣場同時存在於多重次元（不同層界），但你依然是在物質層界中來經歷你的精微體。這是因為你的精微體跟你的肉體各有其功能，各自掌管了你整個存在的不同部分，它們會用它們自己的「特定視角」來與你進行溝通交流。這也是為什麼你能夠在同一時間、對同一種情況做出截然不同的回應。

比方説，某件事情讓你很想大哭。雖然你內心情緒湧動，但你忍住淚水，因為你認為此時此刻不適合哭，但你的眼眶中泛著淚光，淚水開始從你眼中滾落而下。以此情況來説，你的情緒體、心智體及肉體對於同一個狀況各有其不同的應對方式。但同時，主要負責獲取經驗和智慧的靈魂體，則對日常生活中的激動情緒採取比較中立的態度。

當你的其他層身體正在相互交談、論辯、談判、比較時，你的靈魂體則採取保守姿勢，更類似觀察者的角色。因為在各層身體當中，靈魂體最直接與永恆的真實理解相連結，因此，它並不急於立刻解決它所經歷的任何不平衡。相反的，它知道你注定將邁向領悟之境，因此可以允許你去經歷當下這一切。

你的靈魂體在做的事情，就是以一種深刻而穩定的方式靜靜向你招手，不斷推動你朝一個更平衡、更接近真實的狀態前進。這就是為什麼，儘管你的其他層身體偶爾會發出抗議、或出現歧見（比如你的心智頭腦或情緒會因為害怕失敗而出現「邏輯性的」論辯），你還是可以感覺到有什麼東西在拉著你、呼喚你，不斷讓你知道。就像你在玩桌遊「馬可波羅遊記」一樣，還有很多的東西要去發現（也還有更多尚待發掘），你已占領的地方並非一切。也因為靈魂的旅程是永無止境的，無論你已發現多少關於自己的真相，永遠都會有更深的部分尚未發掘。

當這些不同「部門」產生分裂時，問題就出現了。比如上面的例子，想哭的感覺（情緒體）和實際上哭出來的動作（肉體），跟靈魂體的願望是一致的，它尊重你的真實感覺和哭泣的動作。你的肉體上路了，你的情緒體上路了，你的靈魂體也在路上了，但你的頭腦（心智體）認為此時此刻非常不合適將情緒表現出來，於是，頭腦開始嘗試各種方法來壓制其他部門，以讓整個局勢得到控制。或許是翻出一本社會行為準則手冊，説在公共場合哭是弱者的表現，去壓迫你的情緒體，讓它感到羞恥，然後你的肉體做出反應：牙齒緊緊咬住，雙眼冷酷麻木，身體變得緊繃，來阻止淚水落下。因此，你原本可以哭出來、真實表達自己的情緒，讓情緒體和肉體的能量順利流動，現在卻全部被壓在你內心深處了。

如果這股能量沒有被釋放出來，它就會開始長瘡化膿。不過，一開始它會像一隻害蟲，在你的一層或數層身體當中尋找合適的角落或縫隙，擠進去裡面住下來。它可能會把自己塞進你的心智體，跟之前已經住在裡面的其他社交焦慮結合在一起，或棲居在情緒體當中，用錯誤的憤怒情緒將自己掩蓋起來，而不是表現出痛苦情緒。這股壓抑的能量有可能會進入你的肉體，讓你的心臟肌肉變得緊繃。除非這股能量可以得到釋放，否則會一直卡在你身體裡面某個角落，它在你體內待的時間愈長，程度就會變得愈嚴重。而且，因為這股能量現在已經找到方法占據在你體內，它會像一塊磁鐵，吸引其他類似的能量和它一起聚在那裡。

　　起初，疼痛可能若隱若現，或是完全不明顯。但隨著時間一久，未被釋放的能量就會開始潰爛，再加上它本身會繼續疊加翻攪，疼痛感也愈來愈加劇。無論這種疼痛是情緒上、心智上還是肉體上的，都是你的身體在試圖告訴你，有些事情不對勁了。**這就是疼痛的本質：它是一種訊號，讓你知道某些事情已經出了問題。**

　　無論是從哪一層身體表現出來，每一個痛苦和不平衡都會被記錄在你的靈魂體當中。這是因為，你的靈魂體也包含了其他層身體，它俯瞰所有「部門」，將它內部所有的不協調、不一致反射出來。雖然靈魂的痛苦感令人難受，但卻能為我們帶來巨大好處。由於你的靈魂體也包含了其他層身體在內，而且每一層身體都直接相互關連，因此，只要任何一層身體出現痛苦，都可以藉由靈魂體的治療一同得到療癒。

　　這就是為什麼你可以透過能量得到治癒，因為靈魂體本身就是精微體，它能夠被其他精微能量所影響，包括水晶產生的能量。在能量場當中，靈魂體能夠和跟它一樣同屬非物質、多重次元頻率的水晶能量交互作用，然後，在靈魂體當中得到化解的失衡能量，也會同樣反映在原本產生問題的其他層身體。不過，只要其中一層失衡的身體得到療癒，它也會帶來一連串的效益，因為你的靈魂體跟其他層身體是直接相互連結的。因此，以上面的例子來說，如果一個人使用水晶治療的方式來療癒心智體的痛苦（讓心智體知道哭是沒關係的），

它也會轉而釋放掉情緒體裡的束縛（允許自己表現真實的感覺），然後肉體的緊繃也會得到釋放（讓眼淚流出來）。這一連串的變化，會讓我們的各層身體開始進入一種更真實、更誠實的狀態，從而影響靈魂體，讓我們整個人變得更加平衡。當靈魂的能量與它自身的真實狀態達到更深的共鳴、共振，它會變得更加清澈、更加光芒四射，展現於外，就是我們會感受到更大更深的幸福和滿足。

　　這是為什麼水晶治療和其他同樣針對靈魂層面進行療癒的方法，會帶來如此強大效益的原因。因為它不是一次只針對一層身體來工作，而是跟隨著能量這條主線，一路連結到你內在真正的核心──你的靈魂，從存在的最深層次來治癒你。雖然我所採用的水晶治療型態必定會比較激烈且能宣洩情緒，你依然可以藉由水晶的能量運作得到靈魂療癒的效益。現在需要做的就是，學習帶著真誠、正直及愛心與它們一起工作，它們自然會告訴你如何讓你的靈魂得到最深層的療癒。

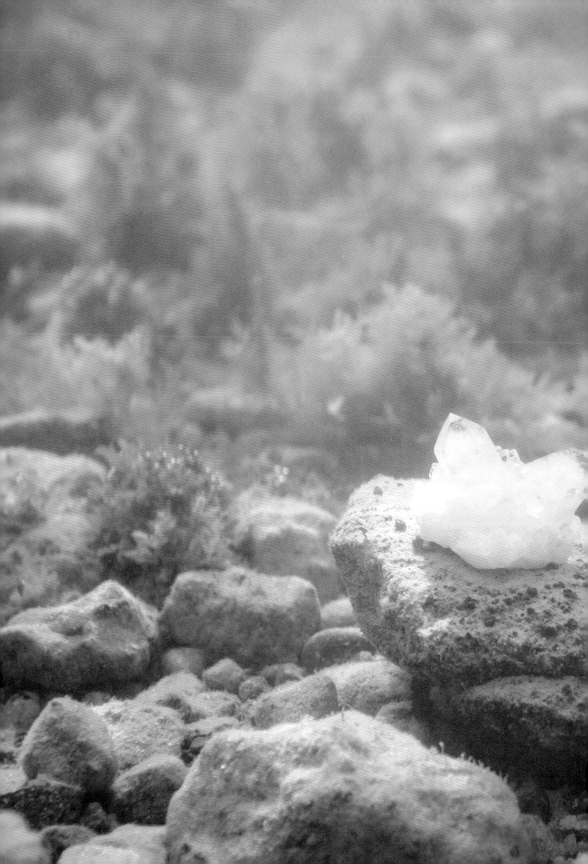

Chapter 1

水晶為何如此重要

在前世，你已經在使用水晶和礦石來作為治療工具，在那個時代，礦物的力量廣為人們所接受且相當尋常。因此，在這一世，你依然保有對於晶體的直覺力，知道水晶並不僅僅是從地下挖出來的無生命物體，並隱約感覺到事情沒有這麼簡單。這就是為什麼你會如此被它們吸引。

但是，你之所以不記得很多資訊，是有原因的。

你的前世可能有成百上千回，如果能夠記得每一世的所有細節，你根本無法承受。因為，你每一天都沉浸在過去數百萬次的愛戀與失戀的回憶當中，這些訊息發出的尖銳聲響完全占據你整個人，根本沒有任何心理空間可以騰出來給現在的生活。你會把過去所有的恐懼都帶在身上，現實生活將充滿無止盡的焦躁和憂慮。

因此，為了讓你這一世的生命能夠正常運作，前世記憶會彷彿一片空白，讓你可以從頭開始去探索今生，不至於被不斷閃現的回憶所困擾。雖然過去所有的歷史紀錄都會被永久保留，但那些記憶會暫時被隱藏起來，這樣你才能擁有心智和情緒上的空間，學習此生的課題。只是前世紀錄力透紙背，你可能會發現自己對特定時代的歷史有無法解釋的興趣，或對於跟你成長環境無關的事物充滿熱情。

比如對美國南北戰爭充滿興趣、對文藝復興時期的藝術深深著迷，甚至一位日本醫生可能對美國鄉村藍草音樂（Bluegrass music）狂熱不已。我們的前世深深影響著我們的今生，也可能從前世帶來大大小小的才華。有人可能具有不尋常的運動天賦，但他的家族中卻沒有其他人擁有任何運動才能；一個具有強大藝術天分的孩子，可能會出生在一個完全沒有藝術傳承或興趣的家庭。很可能第一次去某個外國城市旅遊，卻對那裡的一切都非常熟悉。你可能無法有清楚具體的記憶，但對於之前從未經驗過的事物，似乎擁有某種心理上的連結與熟悉感。你的前世會以各種不同型態與你的今生相呼應。你可能第一次見到某人，在知道他們的姓名之前，就立刻深深喜歡上（或不喜歡）他們，因為你在前世與他們有過關係。

你前世跟水晶的關係也是如此，雖然你不記得具體細節，但你知道它們有點特別。你可以感覺到它們有強大力量，但你不知道這力量是怎麼來的，也不知道為什麼水晶會有如此強大的力量。你發現自己不斷收集水晶，即使你也不確定要怎麼使用它，這都是因為你在前世就曾經使用過水晶，只是這段記憶被隱藏了，但你對它們的興趣卻跟著你來到這一世。

水晶是你靈魂歷史的一部分

人類水晶歷史上最輝煌的時期，是在亞特蘭提斯時期（the time of Atlantis）。這古老文明非常了解水晶能量的強大，並將水晶作為一種關鍵技術來強化他們的文化。就像石油是現代世界的重要能源一樣，水晶和其他精微能量技術也是亞特蘭提斯人的重要能源。由於這強大的古代文明影響之下，水晶的知識得以被人們廣為流傳。

但隨著時代演進，亞特蘭提斯人開始以黑暗動機來使用水晶技術。由於許多水晶本質上是中性的，可因受到操控而產生負面能量，人們開始用水晶來餵養他們日益增長的物質主義、貪婪及權力之心，用水晶能量來操縱和控制人們，而非造福人類。最後，亞特蘭提斯社會開始走向腐敗，為了拯救人類，宇宙不得不斷然終止這條錯誤路線。

最為人熟知的應該是《聖經》關於諾亞方舟和大洪水的故事。但希伯來人並不是唯一有洪水故事的民族；非洲的多貢人、北歐人、古埃及人、加拿大因紐特人（the Inuit）、希臘人、古中國人、蘇美人及將近兩千種其他原住民族文化，都講述過大洪水來襲將世界毀滅的故事。因為這場大洪水，地球被淹沒、宇宙世界被埋葬，當然，長久累積下來的水晶知識也無法倖免於難。雖然有少數人在這場悲劇中倖存，但他們已經失去一切，由於缺乏集體資訊，也失去重建亞特蘭提斯文明的偉大技術，只能被迫回到原始生活。而他們能夠與後代分享的，僅剩下可怕洪水將他們沖回黑暗時代前、那些曾經無所不能的偉大文化所擁有的奇幻故事。

或許你也可能是當時誤用水晶的人之一。但幸運的是，在那以後，你又轉世了很多次來化解你過去的業力。面對誤用水晶的後果，你經歷過許多痛苦磨難，但透過這些沉重的打擊考驗，你學到了許多愛與慈悲的功課。在幾次轉生的學習與療癒過程中，你刻意與你靈魂中攜帶的水晶知識保持距離，因為你還沒有準備好以自律和愛來使用它的力量。

但人類的能量一直在進化與成長，隨著時間演進，我們已經從可怕的原始部落時代，邁向擁有更多同理心與人性的世界觀。人類在精神靈性上已經更向上進化，不僅對同為人類的其他族群，如動物、植物及我們賴以生存的地球，都變得更加包容。雖然還是有不少人在玩弄他們最後殘餘的貪婪與自私，但還有更多的人，已經對覺醒的意識之光敞開，成為地球上的一份療癒能量。隨著我們的心性變得更加進化，隨著我們集體成為更具慈悲心的物種，現在的我們，比起以往任何時代，更能夠以負責任的態度來持有和使用水晶的治療能量，造福我們的星球。這就是為什麼，你會發現自己愈來愈被水晶吸引，這表示你也扮演了一個重要角色，可以幫助療癒我們的世界。

水晶陣療癒了世界

　　亞特蘭提斯時代的洪水災難發生後，世界起了重大變化。人類文明愈來愈全球化，現在你可以輕鬆飛到半個地球外的國家，也可以透過網路的神奇力量即時與偏遠地區的人分享訊息。知識愈來愈容易從一地轉移到另一地，知識的能量也隨之移動，將現代世界所有人類相互聯繫起來。

　　水晶的能量也同樣在隨之移動。

　　水晶不僅擁有它們所屬礦物種類的療癒振動，也擁有它們誕生地的能量共振。隨著全球經濟發展，一種曾經與世界某地隔絕的礦物，現在可以連同其獨特玄奧能量一起被轉移到一個新的地點。人們逐漸對水晶有所覺醒，發現自己被水晶吸引，並開始收集和觀照水晶，也幫助提升了水晶的療癒能量。無論他們自己是否有意識到，真心熱愛水晶的人已經成為提升世界能量的參與者。

　　這是因為收集水晶的人無意間創造出了水晶陣（crystal grids，或稱水晶網格）。每一種水晶都有其獨特能量，可以跟其他種水晶的能量結合，相互搭配成為具有療癒力的能量。就像不同音符一起演奏可以形成和弦，不同水晶的組合也可以創造出強大的協同效用或能量「網格」。水晶陣產生的諧波／共振（harmonics），作用就像一把能量「鑰匙」，可以將先前關閉的能量門戶解鎖，使之成為開啟的狀態。

　　地球母親身上到處遍布著能量門戶，當有愈來愈多人取得水晶、學習使用水晶，就等於是在自己的居住地附近，有意識或無意識地開啟了水晶能量門戶。當這些門戶打開，光和意識的能量就能夠從無形的精微領域傳送進來，在這物質世界落地扎根。而這些已經開啟、能量充沛的門戶，同時也讓環繞在地球周圍的巨大水晶陣能量得到增強，讓它更有能力為地球守住精神靈性之光，進而提升整個世界的能量！

當我們說到提升我們的能量或地球的能量，指的是提高能量的振動頻率，振動頻率愈高，表示能量愈進化，也愈接近／深入宇宙的神聖能量。由於靈性成長是永無止境的進化過程，沒有一個最終目的地，也沒有最終要達到的頻率。你的目標，其實就是不斷地提高頻率。

任何可以讓你邁向愛和慈悲心境的事物，都能提升你的頻率。因此，暴力和仇恨的頻率較低，仁慈和謙虛的頻率就會比較高。靈性療癒包含了能夠治癒一個人的疼痛與痛苦的一切事物，無論這痛苦是屬於今生還是前世。因此，任何一種靈性療癒都會讓你更靠近愛，也能提高你的頻率。

能夠幫助人們藉由療癒來提升能量，進而提高振動頻率的方法有很多，水晶就是其中之一。 由於每個人都彼此緊密相連，因此，提高我們自己本身的能量頻率，也有助於提高整個世界的集體振動頻率。

改變的臨界點

你的每一個想法或概念都會產生共鳴振動，當人們開始思考、談論或執行某個想法時，共鳴振動就會放大。一開始，這種能量共鳴只有少數人能感覺到；但隨著時間演進，愈來愈多人對某件事有共同想法，能量的共鳴就會隨之增強，就像音響的音量突然被調高一樣。隨著愈來愈多人加入，能量共振的強度也會呈指數級增長。突然間，它來到一個臨界點，想法開始像漣漪層層擴散出去，波及群體的其他成員。

這就是水晶療癒能夠做的事情。

當許多人開始思考水晶、談論水晶、用水晶來進行療癒工作，他們的集體能量振動會突然間滲透到人類的集體意識中。作為人類的一員，我們不斷將大量精力投入到以人心、人性為中心的治療中。我們比過去任何時代都更能接納，或用同理心對待跟我們不同的人。現在，我們可以輕鬆地與世界各地的兄弟姊妹交流，親耳聽到他們的故事；我們能夠更了解他們的生活，而不受到過去種族主義、性別歧視及階級歧視的阻礙。雖然世界上還是有很多瘋狂的事情，但跟以往比起來已經大大進步，能夠彼此敞開心扉。當我們的心變得更加開敞，就有能力提升我們的慈悲與良善，讓愛（宇宙最高的振動），透過我們展現出來。現在，由於我們當中有許多人都在產生、練習、貢獻出這個高階振動，水晶也跟著散發出超高的振動頻率，能夠再次與我們共同和諧工作，幫助我們療癒自己和全世界。

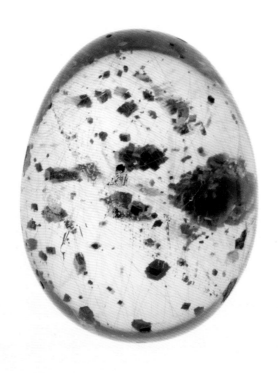

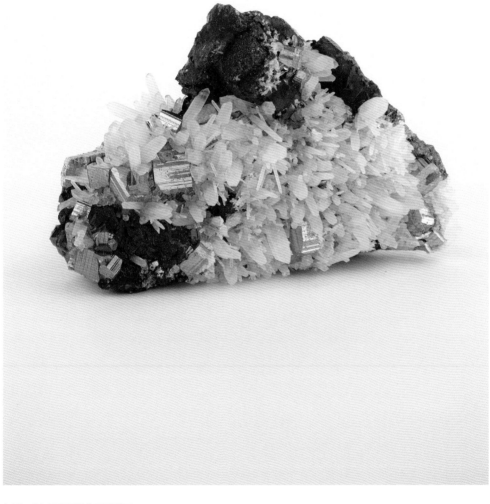

左圖：內包不明礦物的蛋形髮晶
上圖：黃鐵礦與白水晶共生石

對於水晶的常見誤解

　　由於水晶在治療方面效果非常好，因而在形上學能量工具中擁有崇高地位。但是水晶的治療方式很容易讓人將水晶過度簡化為一種形上學的「藥物」。其中一個現象是，不管痛苦的原因是什麼，都只用「單一處方」水晶來處理，而且把每一種礦石的治療效果，都變成只為帶來有形物質成效的淺薄通則。（「想要吸引愛情嗎？試試這塊石頭！想要財運更旺嗎？試試那塊石頭！想減肥嗎？試試別的石頭！」）

　　這類資訊不僅會讓人誤解水晶的真正用處，更會讓人誤解水晶治療的原理。過度強調水晶的形上學屬性，不僅會貶低水晶的價值，貪圖一時方便的「治療速成」懶人包，也會讓水晶的真正力量被掩蓋。這會造成人們很容易將水晶當作一種用過即丟的物品，一旦它們看起來不再有用，就會毫不猶豫地被丟棄。因此，傳播水晶的錯誤見解，將水晶及其形上學特性等過度淺碟化，不僅對於想要尋求水晶治療的人非常不利，對於水晶本身也有害。

　　但這並不是說，了解水晶的形上學特性完全毫無用處，因為這些資訊確實可以幫助你認識水晶的一般用途。但就像兩個不同的人演奏同一件樂器，感覺是不同的，你的能量與一塊水晶交互作用，會產生唯你獨有的共振，它能帶來的治療效果，跟用在其他人身上是完全不一樣的。這是水晶能量最常被人誤解的事情之一，這也是為什麼，僅依靠水晶的形上學特性描述，來決定使用哪一種水晶，並沒有太大幫助。

過度簡化晶體的特性，也會讓人對水晶產生另一種誤解。人們通常會誇大宣傳，說水晶擁有奇蹟般的能力，可以解決你遇到的任何問題，這完全錯誤！光是持有水晶，並不能帶來治療效果，跟螺絲起子、削皮刀或畫筆一樣，水晶也是一種工具——從它們身上得到的結果，取決於如何使用它。當你使用一件工具，要先學習技術，從中獲得使用的技巧和經驗，來幫助你更加善用你的工具，以創造出想要的結果，水晶也是一樣。

　　水晶本身是擁有感情、欲望、渴望的存在體，它們真的非常喜歡幫助人類。但是，若想要取用它們的強大能力，讓它們來幫助你，則完全取決於你是否能夠跟水晶有深刻、深層的連結。你要了解它們如何運作，然後與它們一起協力工作，而不是將它們視為某種能量器具，單方面的付出來修補你的生命。

　　閱讀這本書，將會學到一些技巧，幫助你以更直接、貼心且更有意義的方式來了解水晶。當你的直覺力被發掘、被開發出來，一定可以學到更多關於水晶的知識，比你從其他書籍中讀到關於水晶的形上學屬性收穫更大。以這種方式來使用水晶，讓水晶帶給你力量，不僅可以獲得最大程度的治療效益，也會對水晶產生更大的敬重之心，你會知道它們也是擁有感情、富有慈悲心的療癒者，並以能夠與它們一起工作深深感到光榮。

觀察練習

以下是一個簡單的暖身練習，主要是學習觀察。

1. 準備一本筆記，然後將計時器設定十分鐘。

2. 找到一面可以看到戶外景色的窗戶。

3. 按下計時器，開始把你看到、聽到、感覺到的所有東西都寫下來（可以用意識流的自由書寫方式，也可以用條列式，把你的觀察全部寫下來）。

4. **寫得愈詳細愈好**，尤其是那些你認為不重要的小東西。

   寫得順暢嗎？有沒有覺得自己好像寫了很多？如果沒有，也沒關係，這練習只是為了讓你知道如何做觀察。

5. 現在，進行第二輪書寫。先閱讀下一頁的題目，然後重新做一次這練習，看看是否有觀察到更多細節。這次，想像你正在使用你相機鏡頭的變焦功能：先觀看大項目，然後用變焦功能把東西拉近，觀察它的細節（或是反過來進行）。

如果你剛好看到一棵樹，以下是你可以觀察的重點：

- 這棵樹有多小或是多大？
- 你知道這是什麼樹嗎？
- 這棵樹的樹齡多大？很年輕還是很老？
- 如果這棵樹是綠色的，是屬於哪一種綠？如果不是綠色，那它是什麼顏色（或哪些顏色）？
- 描述一下這棵樹的外型。很直、很高，或是形狀像聖誕樹？
- 樹皮上有什麼紋理？樹葉是什麼形狀、什麼葉紋？
- 是不是有風在吹這棵樹？還是有什麼東西讓這棵樹晃動？
- 這棵樹周圍附近有什麼動物、植物或其他東西嗎？

有沒有某個人特別引起你注意？描述一下這個人：

- 是年輕人還是老人？
- 是男是女？
- 他／她穿著什麼樣的衣服？是哪一種場合會穿的衣服？衣服有什麼意義？
- 衣服是什麼顏色？
- 他／她正在做什麼事？正在做什麼動作？是坐著嗎？是慢慢走路，還是走得很快？

如果是看到建築物，請觀察以下重點：

- 是哪一種建築（辦公大樓、餐廳、醫院、現代化住宅）？
- 建築物很大還是很小？外觀的形狀？

- 建築物是什麼顏色？
- 有沒有讓你想起某個年代？看起來是在什麼年代或哪個時代建造的呢？
- 那棟建築的窗戶看起來像什麼？有很多窗戶嗎？是什麼形狀？
- 還注意到這棟建築物的哪些細節？
- 這棟建築物有什麼動靜（比如：有人進進出出，或是屋頂煙囪正在冒煙）嗎？

觀察要點：

- 東西是什麼顏色？試著深入描述，而不是只寫一個「藍色」。是淺色的天空藍還是深藍呢？落日時刻是不是會帶有粉紅色調？
- 你有看到雲嗎？描述一下雲的質地、紋理。那片雲看起來像什麼？
- 天氣狀況如何？

其他觀察事項：

- 對於顏色的描述，請儘量精確。如果你看到一件紅色的東西，是櫻桃紅、酒紅、鐵鏽紅，還是其他色調的紅？如果是藍色，那是深藍、淺藍、水藍、鈷藍，還是其他種藍？
- 有沒有聽到周圍環境發出的聲音？汽機車聲、飛機飛過、有人在講話，還是有小狗在吠？
- 環境裡面有什麼動靜最吸引你注意？是雲在飄動、人在走路，還是鳥在飛？
- 有沒有注意到什麼標誌：街道路標、建築物上的標誌、廣告看板？

以下是一個書寫實例：

　　我看到一條有雙向來車的街道。我聽到車輛駛近、經過及在遠處行駛的聲音。我特別注意到大卡車剎車的聲音，還有交替變換閃爍的紅綠燈號誌。

　　人行道兩旁種滿了樹木，葉子看起來非常飽滿，而且是深綠色的，可能因為樹齡夠老的關係，人行道很多地方都因為樹根的盤據而裂開。我看到一個紅白相間的自助停車場標誌。我看到很多淺灰色的停車計時器前面停著車子，大部分都是小型車。有一個穿著暗藍色牛仔褲和網球鞋、身材很好的中年婦人，手上牽著皮繩，繫著一隻非常小型的狗狗。

　　天色有點灰濛濛，帶有一點藍，還有一點灰。我看到很多土紅色的紅磚建築。有一個遮雨棚上面用白色字寫著建築物名稱。出租公寓外面有一個招牌，主要色調是紅色和黑色。但幾乎所有招牌上都有白色。招牌和建築物都是長方形或正方形。

　　我看到一家小酒館，有多張小圓桌。桌面是棕色的，桌緣是金色的，桌腳風格很華麗，椅子是用茅草編織的。

　　有柔和的微風。有各式各樣的人走過，我注意到他們的年齡、種族、性別和穿著都不同。我可以聽到他們說著各種不同語言和口音。一位身著紅色印花洋裝的主人牽著一隻拴著皮繩的黑白相間小狗。仔細觀察後，我發現這隻狗狗是一種混種梗犬。狗狗年紀看起來是中年，情緒也很冷靜。

把你的觀察筆記留下來，
後面會需要用到。

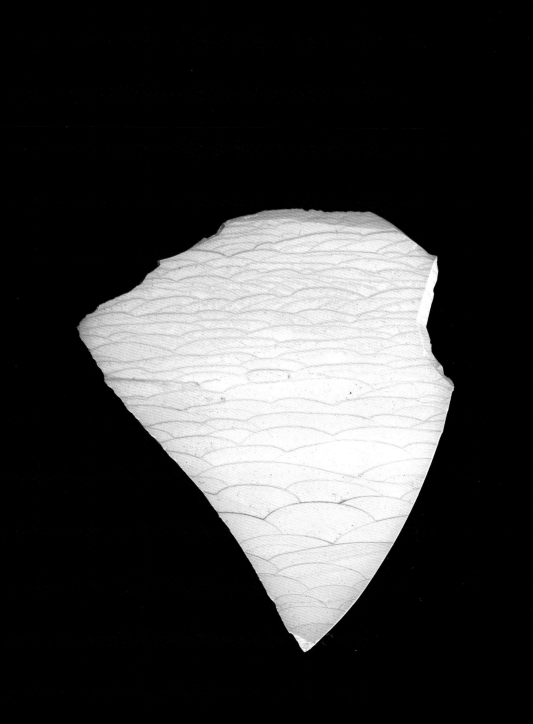

沙丘碧玉（Sand Dune Jasper）

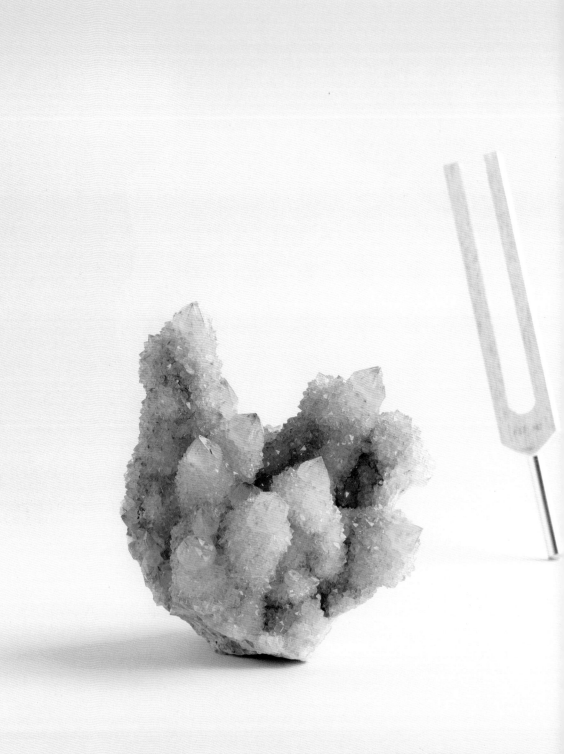

Chapter 2

水晶治療是
如何運作

想像你手上握著兩根相同音高頻率的音叉。當你敲擊其中一根音叉，它會發出聲音——但是未被碰觸的另一根音叉也會開始振動並發出聲響。在物理學上稱為共鳴振動／共振（sympathetic resonance）：兩個振動頻率相同的物體，當一個發生振動時，引起另一個物體振動的現象。如同歌劇女伶可以唱出與玻璃杯相同頻率的音高，使玻璃分子劇烈振動而碎裂，也是基於同樣的原理。

　　科學已經證明，光、色彩、X射線、無線電波都是振動，即使有些東西看起來是固體，事實上是由不斷振動的原子所構成。人也是由原子構成，所以你也會振動，但是人們的振動區分成不同的部分。心有自己的振動，大腦也有自己的振動頻率，腎臟、脾臟和骨骼也都有各自的振動，當全部的振動匯集在一起，整個身體就以一種集體交響樂的方式在振動著，是屬於每個人獨一無二的振動。

　　然而，人們肉體振動僅僅是這首交響樂曲的一部分而已，我們還有其他部分也在振動，尤其是想法和感受，對人的整體振動影響最大。但人們的某些想法和感覺卻可能會出差錯，你的腦中可能會盤踞著負面想法，或是過去曾經覺得受傷的情緒感受尚未解決；也許曾經歷一件創傷事件使生活深深受到影響，或對於某件事情感到悲傷至今仍無法化解。像這些情況，都可能會讓你的樂曲音符（甚至整個樂團）走音。由於這首樂曲太常走音，一段時間過後，這扭曲的版本對你來說卻開始變得很正常，你會找到一些方法來調整生活，讓這首走音的樂曲可以繼續演奏，但卻無法擺脫那種不明確的感覺，總覺得有些事情好

像不太對勁，但你已經太久沒有聽到原本沒走音的樂曲，以致於可能已經忘記那首歌最初應該怎麼唱了。

這就是水晶可以著力的地方：雖然你是擁有複雜振動頻率的交響曲，但水晶的能量振動卻是單純的。每一顆水晶都會發出單一且特定的振動音頻，因此，可以使用它們的振動頻率來校正那個走音的振動音頻。只要打開自己的心，接受水晶跟你一起工作，將它帶入你的能量場中，成為你校正能量的參考音，就能帶給你極大幫助。你的精微體會有辦法聽出原本的樂曲應該是什麼音調，然後用水晶的振動來重新調整自己，讓你可以播放出原本屬於自己的那首樂曲。而且，由於校正後的振動音調會比先前更和諧，也更符合真實自我狀態，因此會感覺比先前更舒適愉快。屬於你的交響樂會變得更平衡、更協調，你的靈魂會帶著更高的清明度，發出最符合你內在真實與獨特之美的振動。

換句話說，水晶就是用來幫你靈魂調音的音叉。

水晶是地殼構造的一部分

　　能量療癒有各種不同方法，就像球類有籃球、保齡球、水球和網球等。雖然都是運動，也都屬於球類運動，但是彼此間差別還是很大。能量療癒方法也是如此。

　　幾種廣為人知的能量治療法，一般是用「能量振動的引導方式」來界定的：針灸是利用在身體經絡下針來引導能量；靈氣是透過靈氣治療師的手來引導特定「頻寬」的治療能量；順勢療法則是將能量振動事先轉移和嵌入實體物質（比如水或糖球）當中來進行治療。有些治療法則沒有使用固定的技術和工具，而是針對特定領域作為治療標的，比如：氣場淨化、脈輪平衡及前世療法。另外還有一些療法會被歸在同一類，因為整體來說它們的治療方式比較接近，比如薩滿，根據不同的文化傳承，不同地方的薩滿會使用不同的治療技術。以上的例子僅是一小部分，全世界還有數百種的能量療法可供你使用。

　　每一種療法的差別主要是在於，它跟你的精微能量體之間是用什麼方式在互動，以及你如何經歷療癒的過程。有些療法會讓你放鬆到睡著，有些則會讓你保持清醒和警覺。有些療法透過你的肉體感官來感覺，有些療法則是引導你進入其他次元來做觀想。有些方式比較溫和、柔和、平緩，有些比較激烈，會引發情緒上的宣洩。由於使用的工具、技術及所產生的感官經驗皆不同，使得每一種療法都擁有它獨特的能量紋理與質地。雖然是用不同的方式在進行治療，但目標都一樣——為了讓你更趨近成為完整療癒的靈性存在。水晶治療和其他療法的區別在於，療癒時所使用的主要工具是水晶——而水晶就是物質形態的地球母親能量。

　　水晶經常被人拿來當作一種對治特定「症狀」的能量「藥劑」，並在生活環境中作為一種「吸引劑」（或「阻絕劑」）來使用。這種觀點其實是將水晶過度簡化，沒辦法發揮出它全部的能量潛力。很多時候，由於人們對水晶的認識太過膚淺，以致水晶的深層強大療癒能量至今依然未被開發。

水晶就是地殼構造的一部分，由於水晶所蘊藏的療癒能量，在質地結構上與地球母親用來創造水晶的那股能量是相同的，因此，水晶治療並不是一種溫和的治療方法。地球母親可以藉由兇猛的運動讓她身體上的景觀發生劇烈變化，推、拉、壓、撞、搖晃、液化和爆炸，這只是她用來操縱和改變身體樣貌的幾種力量。她還可以藉由移動板塊來讓大片土地發生變動，同時用驚人的力量將石頭壓緊和熔化。大地母親的能量兇猛而且強大，而這股能量，基本上也存在於所有晶體之中。雖然有些水晶的能量相對上比較溫和、平緩，但整體來說，仍是非常激烈。

以地質學定義來說，水晶是一種固態物質，其內部原子成分是以高度有序且重複的模式來進行排列，這排列模式稱為「晶格」（a crystal lattice）。如同用孩子玩的積木做組合，先建造出一個基礎骨架，然後依循根本的排列模式，繼續往上和往外加疊建構。當加疊到達一定程度，就可以看到它以數個平面堆疊出獨特的形狀。這個堆疊結構，就是我們看到的水晶。

不過，一般大眾都太過強調水晶的增強與營造力量，導致很多人都只從這個面向來認識水晶和它的療癒效用。如大多數對於水晶的形上學描述，都集中在水晶能量的「創造」面，而且不斷強調應該把它們的屬性（包括物質面、靈性面、情緒面）帶入到人們的生活中，在生活中去營造出那些屬性。舉例來說，你經常會看到：「〔某某水晶〕**可以帶來**〔某某結果〕」（比如：「黃水晶**可以帶來**好運」或「粉晶**可以帶來**愛情」）。但是，這種認為某種水晶可以營造出某種能量的固定印象，卻讓人們忽略了水晶也具有非常重要的破壞性力量。

如果你想看起來清新乾淨，可以穿上乾淨的衣服。但如果你已經渾身污泥，那最好先沖個澡，把髒污洗掉，然後再穿上乾淨衣服。同樣道理，人們的普遍心態往往是把水晶的能量放在增長某件事情上，而不是先去解決根本問題，這就是為什麼很多人使用水晶都只能得到普通效果。如果不先解決潛藏在表面之下的能量，結果一定會弄巧成拙。地球母親會用災難性的能量來改造她自己，因此，你也必須願意與水晶能量的兇猛面互動，這樣才能得到它全部的

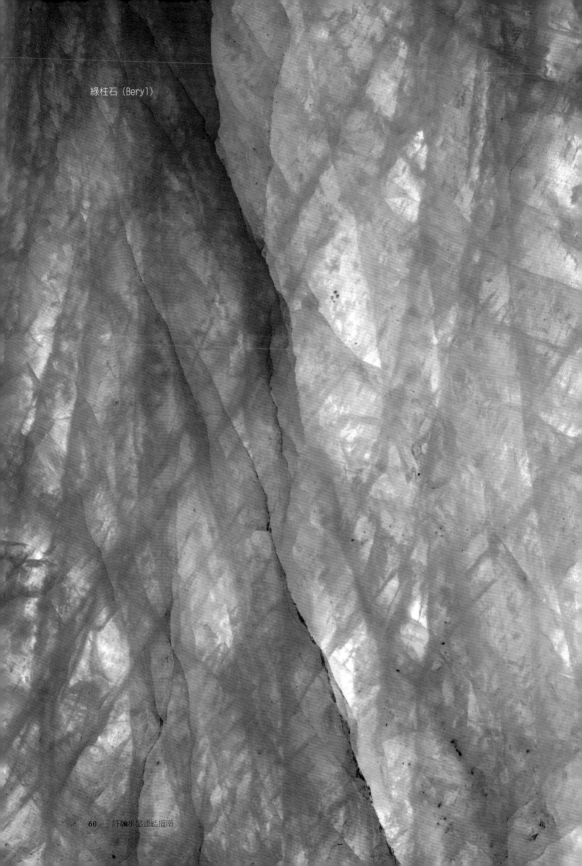

緑柱石（Beryl）

好處。不過，因為你就是從地球母親身體誕生出來的孩子，天生就有能力處理她所有的能量，包括具有破壞性的那一面。

過程可能會很激烈，但是當你允許水晶從結構層次上去改變你的能量時，它就會清出一個空間，讓新的能量模式可以誕生。曾經對你造成破壞的模式，現在會被回收再生，重新轉換成具有建設性的能量。就像玩具蛋頭先生的眼睛誤放在屁股上，後來又重新將其五官放回正確位置，水晶本身所蘊含的破壞與再生能量，也會將你身上的零件重新安排，讓你靈魂的能量流動可以發揮到極致，於是你的「眼睛」就可以回到你臉上，往前看，而不是倒過來放在身體的背後。重新定位後的能量會開始產生累積效應，讓視角產生重大轉變，你會開始用不同的眼光來看待生命中的一切事物，過去可能只會看到「無用的垃圾」，現在卻能從中看到新的機會與途徑。

每次幫個案做完水晶療程，我最常聽到的兩個回饋的詞語就是「清晰」和「療癒」。我的個案經常告訴我，水晶療程讓他們把自己的生命看得更清楚。因為他們允許水晶重新調校他們的能量，使他們以更符合自身靈魂實相的角度來看待事情，生活上也變得更認真盡責、更有目標。忠於自己讓他們更愛自己，不知不覺中，開始以不同的方式與別人互動，對方自然也會以不同的方式來對待他們。因為只要單一個人的根本心態改變，就會產生能量上的變化，進而影響跟他們接觸的每一個人。

水晶的能量非常坦白直接、毫無廢話，既深沉又帶有宣洩性，這就是為什麼它的療癒可以走得這麼深。如同孕育出它們的地球母親一樣，水晶的能量也充滿堅韌的愛，但這是一種直接切入你最深處核心的愛，唯有如此才能幫助你變成一個最快樂、最完滿充實的人。

這本書會教你帶著真心誠意、正直良知的態度來運用水晶能量，如此一來，就可以用最適合你的步調和強度來運用它兇猛而強大的能量。它或許不會像你在水晶療程中所體驗到的那麼激烈，但只要你願意與水晶能量一起工作，所發現的東西就會擁有非常強大的力量，深深改變你的生命。

帕埃西納石（又稱廢墟大理石或佛羅倫薩大理石）
La Pietra Paesina（aka Ruin Marble or Florentine Marble）

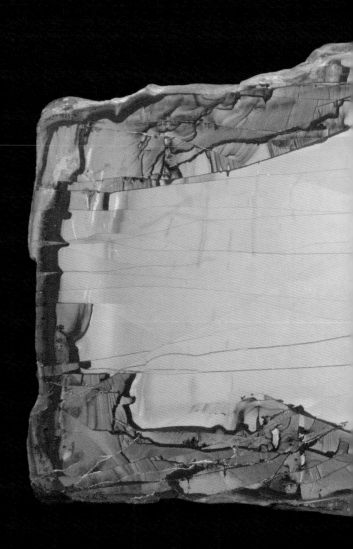

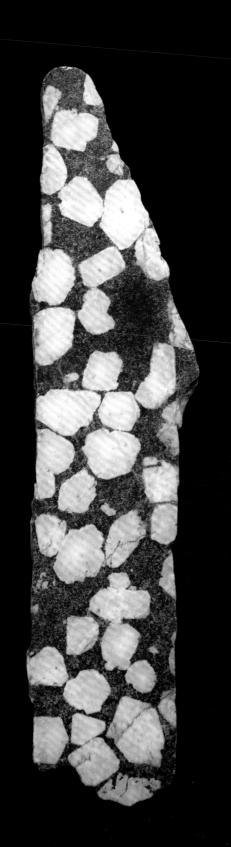

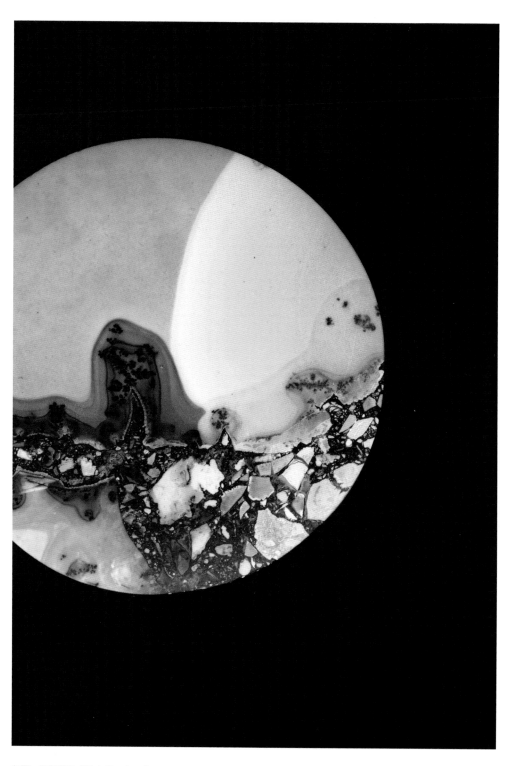

左圖：粉紅斑岩（Pink Porphyry）
上圖：凸圓形印尼碧玉（Maligano jasper cabochon）

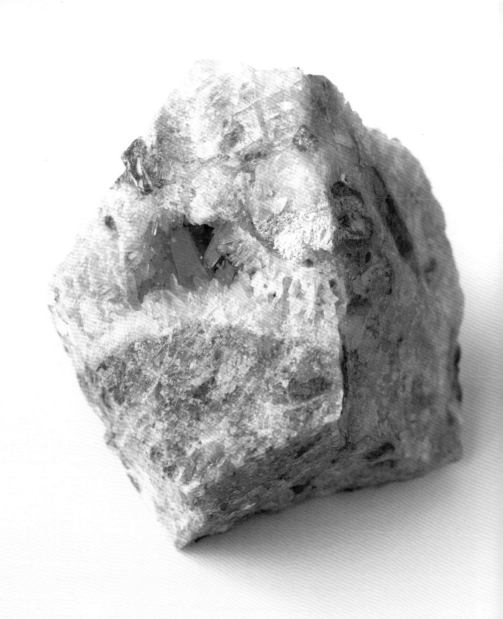

Chapter 3

石英家族的
重要性

你有沒有看過鐘錶錶面上的「quartz／石英」英文單字？你或許知道石英是鐘錶零件的一部分，但為什麼它會重要到必須寫在鐘錶的品牌名稱旁邊，來顯示這鐘錶的價值呢？

　　這是因為，石英對於計時的準確性帶來了革命性的改變。

　　在過去，鐘錶完全是依靠機械力來維持時間的準確性。為了讓時間的行走保持一致性，必須有某件東西能夠以規律的速度來回擺動。例如，古代大鐘發出的滴答聲，就是時鐘下方的巨大鐘擺發出的聲音，鐘擺以穩定的節奏來回擺動振盪，好讓時間保持固定節奏往前走。

　　石英的神奇特性在於，它是一種壓電性晶體，當你對它施加機械性壓力時（比如用力擠壓它）會產生電荷；因此，如果你將石英通電，石英的形狀就會改變，就像受到物理擠壓一樣。將石英精準塑形和定位後，持續對它施加電能，石英就會以固定的節奏開始振動擺盪。由於石英的振盪頻率特別精準且一致，因此被放在鐘錶裡面用來維持時間的準確性。

　　雖然壓電性礦石有很多種，但由於石英產量豐富性、物理上非常穩定，因此成為世界各地鐘錶的製造材料。手機、汽車、電腦、GPS導航系統、壓力和溫度感應器、影印機、人工耳蝸、心臟起搏器等，都是依賴石英的精準振動頻率來運作的。所以準確地說，人類的現代科技世界，是靠石英建立起來的。

但是……

石英到底是什麼？

當一個矽原子（Si）與兩個氧原子（O$_2$）結合，就產生一個稱為二氧化矽（SiO$_2$）的分子。這三個原子的鍵結形成一個小積木，再將小積木以連貫有序的方式堆疊和鍵結起來，就形成了一個晶體結構，即我們所熟知的「**石英**」（**quartz**）。

現在我們先來認識一下「矽」以及它在我們星球上的盛況。矽石（silica）也可稱為二氧化矽（silicon dioxide），占地殼的 15%。任何含有二氧化矽的礦物，不管含量多少，都稱為矽酸鹽（silicate）。矽酸鹽礦物這一大類底下包含了許多不同的晶礦子類，如：長石（feldspars）、石榴石（garnets）、鋯石（zircons）、流紋岩（rhyolites）、燧石（flints）、電氣石（tourmalines）、沸石（zeolites）等。下頁圖片就是一些常見的矽酸鹽晶礦，包括矽孔雀石（chrysocolla [Cu$_2$H$_2$Si$_2$O$_5$(OH)$_4$]）、鈣鐵石榴石（andradite garnet [Ca$_3$Fe$_2$Si$_3$O$_{12}$]）、鋰雲母（lepidolite [K(Li,Al)$_3$(Si,Al)$_4$O$_{10}$(F,OH)$_2$]）、矽鈹石（phenakite [Be$_2$SiO$_4$]）、黃玉／拓帕石（topaz [Al$_2$SiO$_4$(F,OH)$_2$]）、鋯石（zircon [ZrSiO$_4$]）、綠簾石（epidote [{Ca$_2$}{Al$_2$Fe$_3$+}(Si$_2$O$_7$) (SiO$_4$)O(OH)]）、方鈉石／蘇打石（sodalite [Na$_8$Al$_6$Si$_6$O$_{24}$Cl$_2$]）及異極礦（hemimorphite [Zn$_4$Si$_2$O$_7$(OH)$_2$ • H$_2$O]）。注意看，這些晶礦的化學式裡面都有矽（Si）和氧（O）的組合。其實地殼構造裡面有 95% 以上都是矽酸鹽家族。

這個意思是……

我們是真的漂浮在太空中的一顆水晶球上！

現在你知道了，我們這顆星球的地殼大部分是由矽和氧的結合物構成的，而石英更是占了其中非常重要的一部分。

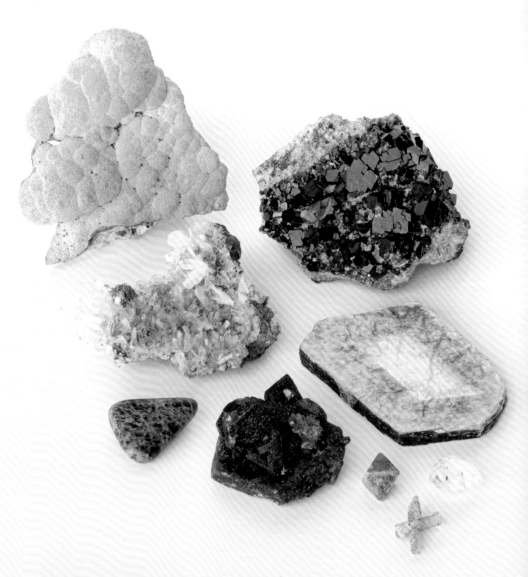

矽酸鹽礦物，從左上角順時針方向依序為：
矽孔雀石、鈣鐵石榴石、鋰雲母、
矽鈹石、拓帕石、尖晶石（spinel）、
綠簾石、蘇打石、異極礦

各種不同形狀和型態的石英

　　大多數人想到石英，通常都會認為就是無色半透明的「白水晶」（rock crystal），也有很多人都熟悉英文名稱當中有 quartz／石英的其他晶礦，如粉晶（rose quartz）和煙晶（smoky quartz）。但是你知道紫水晶（amethyst）和黃水晶（citrine）也是石英的一種嗎？當晶礦在生長過程中有微量礦物質進入到晶體晶格中，石英就可能會變成其他顏色。事實上，石英的種類多達數百種，顏色、外觀形狀及體積大小都不相同，而且每年都會發現新的品種。

　　最典型的石英是無色、半透明且帶有稜角的晶體。石英家族又分為幾個類別：1.以肉眼可清楚看見單一晶體結構者，稱為顯晶質石英（macrocrystalline quartz），如透明石英（又稱白水晶）、紫水晶及煙晶；2. 如果單顆晶體非常小，肉眼無法清楚看見其結構組織，要用普通顯微鏡下才能看見，則稱為微晶質石英（microcrystalline quartz）；3. 如果需要透過 X 光或電子顯微鏡才能看到單顆晶體，則屬於隱晶質石英（cryptocrystalline quartz）。

　　讀到這些分類可能會讓人有點頭昏腦脹（但請跟我一起堅持下去，因為這是在購買水晶時必須了解的實用資訊），凡是晶石名稱叫做瑪瑙、縞瑪瑙、碧玉、東陵玉、火石、燧石、綠玉髓或玉髓者，就是屬於微晶質或隱晶質石英。但是，一塊石頭實際上到底是微晶質還是隱晶質，取決於你使用的是過去的還是現代的分類系統。更讓人混亂的是，當初發現這些石頭的人，有時會將它們誤認，然後直接把一顆石頭稱為碧玉，但實際上它並不是（而且這些名稱會一直被保留下來使用，比如達爾馬提亞碧玉／Dalmatian jasper，它其實不是真正的碧玉，因為它並不含任何石英成分）。總之，要簡化這些資訊就直接使用現代分類系統，精準地說，就是所有微晶質和隱晶質石英都歸類為玉髓（chalcedony）。

　　紫水晶或煙晶等這類顯晶質石英，它們的化學式完全一致，但玉髓則是石英與其他礦物的混合。舉例來說，碧玉這種岩石帶有許多裂縫和孔洞，當中填滿了其他種類的岩石；瑪瑙則是帶有不同透明度條紋的石英，因為在它們生長

過程中有其他礦物質嵌入，因此會出現一層一層不同顏色的條紋。縞瑪瑙／onyx 其實是一種黑白帶狀條紋相間的瑪瑙／agate，雖然它被用來作為寶石已經有久遠的歷史，但還是一直沿用 onyx 這個名稱。

如果構成石英的二氧化矽分子沒有依照有序的結構來鍵結，而是像樂高積木隨機的由一堆原子連接在一起，就會形成所謂的「非晶體／非晶質」結構（amorphous solid）。有百分之七十的黑曜岩（一種由火山產生的天然玻璃），就是由這種型態的二氧化矽所組成。蛋白石是另一種非晶體結構的二氧化矽水合物，裡面含有水。由於蛋白石和黑曜岩的組成分子並不是一種有規則重複的晶體結構，因此它們不被認為是真正的礦物，而是稱為準礦物（mineraloids，或譯「似礦物」）。

現代世界中的石英

有趣的是，我們最常碰到的非晶體二氧化矽，是從沙子中提煉出來的人造產品。熱帶海灘上的沙子主要由珊瑚和貝類的碎屑所組成，而非熱帶地區的沙子則主要由矽石（又稱二氧化矽）組成。石英晶體經過長時間暴露，因風化作用而被磨成細碎的沙子，這種富含二氧化矽的沙子，就成了日常人造玻璃製品的原料，包括玻璃杯、電腦和電視螢幕、太陽能板、裝飲料的玻璃瓶，還有你在每一棟建築上看到的玻璃窗。玻璃的特性非常特殊，能夠製造出具有獨特價值和用途的產品，本身不僅堅固，還能彎曲成不同形狀，同時依然保持透光能力。結構上它是沒有孔洞的，在常溫下狀態非常穩定，而且能夠抗腐蝕，這就是為什麼科學實驗室裡面都是用玻璃容器來儲存有害物質和危險材料。沙子也塑造了我們的現代生活，它是地球上兩種最常用的建築材料——混凝土和瀝青的主要成分。沙子是不可再生的資源，在全球的需求量如此之大的情況下，成了世界上僅次於水的第二大最常用原料，而且需求量還在不斷上升。

矽石在我們現代生活還有一個重要角色是：無所不在的半導體晶片，幾乎每一種電子設備裡面都含有矽晶片，所有的電腦相關產品都得依賴它。矽石也來自一種礦石——你猜對了！就是石英。

我們不僅生活在一顆石英水晶球上，石英晶體更成就了我們的現代生活！

石英的重要性

石英極為尋常普及，在世界各大陸都找得到——這正是它在能量上極具重要地位的原因。雖然石英是我們現代世界所依賴的重要原料，但地球母親讓石英在世界各地廣泛分布、讓我們方便取得，也是為了讓我們可以善用它的形上學能量。雖然還是有人在大肆炒作一些稀有難尋的晶石，但那些都不是形上學能量最需要用到的水晶。地球母親的安排自有其深意，對你幫助最大的水晶，其實是最容易取得的。因此，全球各地皆可取得的石英及所有石英家族的水晶，就是你在進行水晶治療時最重要的工具包。

石英：頂級的程式編碼水晶（指令水晶）

2016 年，南安普敦大學的研究人員研發了一種數位資料儲存方式，可用奈米技術將資料刻在石英玻璃上。一張 1 英吋的磁碟可以儲存相當於 360 TB 的資料，這容量大約等於 1.21 億份的《戰爭與和平》電影拷貝，或是超過 7.6 萬張的DVD！石英玻璃不僅能儲存大量資訊，每一張磁碟的壽命具估計可達 138 億年——也就是地球目前年齡的三倍多，幾乎等於跟整個太空宇宙同歲！

現代科學不斷發掘出更多關於石英的驚人物理特性，但古人早已知道石英的不可思議力量。從埃及人的神聖寶石，到希臘人和羅馬人的水晶占卜，再到埋藏在世界各地的古物，長久以來，石英一直被用在世界各地的神祕儀式中。

在古代世界，石英最吸引人的用途之一是水晶頭骨（crystal skulls）。水晶頭骨與中美洲原始部落有非常緊密的關係，也是藏傳佛教僧侶經常使用的聖物。雖然這兩個文化族群分別來自世界的兩端，但他們的精神領袖都說，水晶頭骨是古老而神聖的宇宙訊息寶庫，就像記錄者，觀察世間並記錄人類歲月流轉的歷史。古馬雅人的當代後裔將石英視為一種超自然裝置，類似於一台古老收音機、電視機或是電腦，因為它可以作為一種機制，來促進這世界與靈魂和

祖先世界之間的溝通交流。水晶頭骨的現代研究者解釋說，人類頭骨的幾何形狀具有獨特的宇宙特性，當我們將這種幾何形狀複製在石英上，它的特性會得到增強。因此，水晶頭骨具有記錄設備的超強能力，應證了中美洲部落民族及西藏僧侶的說法。除了記錄和溝通的能力外，據說水晶頭骨還具有療癒能力。

雖然水晶頭骨力量強大，但石英並不需要做成頭骨的形狀才能使人獲得巨大益處，即使是原始狀態的石英，依然是頂級的程式編碼水晶。

馬歇爾・沃格爾（Marcel Joseph Vogel）

馬歇爾・沃格爾（Marcel Joseph Vogel, 1917-91）是一位傑出的科學家，他的研究發現讓現代科技往前推進了一大步。沃格爾一生都在研究磷光，他所研發的螢光顏料大大影響了流行文化，幾乎成了整個 60 年代的視覺主色。他還開創出黑光技術（black-light technology），並研究其應用，包括用在癌症檢測上。職業生涯後期，他在 IBM 著名的「先進系統開發實驗室」擔任研究科學家長達 27 年，他率先研究液晶顯示器（已普遍應用在電腦和電視等各式產品），及當今電腦硬碟上仍在使用的革命性磁塗層（magnetic coating）。在 IBM 任職結束前，沃格爾的成就還包括了冷光、螢光技術、磁性元件及液晶系統等領域共 32 項專利權。從 IBM 退休後，好奇心依舊的他，開設了自己的實驗室，繼續研究生物能領域和能量結構水。

在此期間，沃格爾發現了一件令他餘生著迷的事情。當時他正在主持一項實驗，研究關於人與植物之間的溝通，他意外發現，實驗室裡的石英除了對這些實驗有反應，也對人類生物能量場的實驗同樣出現反應。這促使他將大部分研究投入到石英上，因為他在石英晶體中發現一種結構完美的素材，可以直接對它進行程式編碼（programmed），來保存大腦思想與意念的振動，並將它應用在治療上。沃格爾說，石英晶體是「一種中性物體，其內部結構表現出一種完美與平衡的狀態」，還有「當人類的心智思想與這完美結構建立起聯繫關係，水晶就會發出振動，這種振動會擴展和放大使用者的心智力量。」

這就是為什麼石英的力量如此強大，因為它本身就是**振動的擴大器**。雖然沃格爾對石英的研究主要集中在擴大人類的心智力量，但石英固有的中性特質及「加速」振動的能力，也意謂著它能夠將你輸入的任何一種振動都予以放大。

石英的渦輪加速力

在原子層次，石英是由矽和氧組合的金字塔形晶體結構所構成。這些原子金字塔（也稱為四面體／tetrahedrons）以螺旋形式相互往上堆疊，然後逐漸匯聚收合，在晶體的末梢形成一個晶尖（見下頁彩圖）。當能量通過晶體，它會依循著石英晶格中的螺旋模式前進。就像雲霄飛車行駛在螺旋形軌道上可獲得更大的推動力一樣，當能量通過螺旋形的石英晶格，力量也會得到加速。

想一下，自然界中可以看到哪些螺旋：颶風和龍捲風的強度會隨著它們在地面上以螺旋形旋轉而逐漸加大、黑洞漩渦的強大力量可以將重力和時間扭曲、馬桶的水也是以螺旋狀旋轉才能沖得很乾淨！螺旋形的能量非常強大，可以將能量集中引導到一個特定的點，從而產生能量的「渦輪加速力」（turbo-boosting）。石英就是因為具備這種特性，而成為力量非常強大的石頭。

這就是為什麼必須非常注意石英放置的地點。

由於石英在能量上屬中性，會放大周圍的任何振動，包括在精微層次將你所有電子設備的負向電磁波（electromagnetic frequencies ／EMFs）加以放大。

你是否曾經有過這樣的經驗？當你站在電線或變壓器附近，會聽到和感覺到奇怪的嗡嗡聲在身上發出振動？這種經驗並不舒服。電子設備的電磁波（EMFs），也會在身體的形上學能量層次造成同樣的嗡嗡聲，但由於大多數電子設備體積較小，振動「音量」也會比較低。但如果把石英放在電子設備旁邊，就等於是將它們的電磁波能量「調高」了。你可能不太會注意到它對肉體層面的影響，但精微能量層次卻會受到很大影響，然後因為骨牌效應的關係而影響到你的身體。

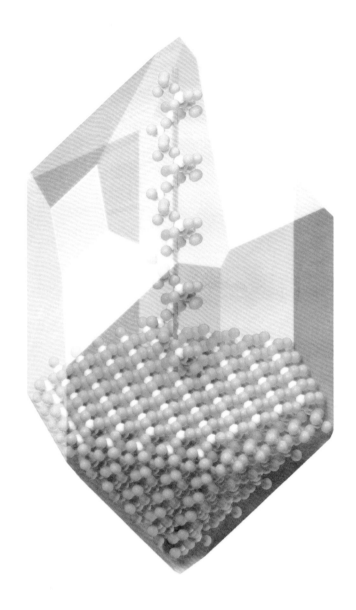

上圖是一顆左旋石英的理想化型態，其分子是呈逆時針螺旋旋轉（石英也可能是右旋的，具有順時針旋轉的
分子螺旋）。為了讓視覺上更清晰，圖中僅顯示一條螺旋，但實際上每一條直線都有兩條相互纏繞的螺旋，
形成一種雙螺旋——跟我們的DNA結構一樣

在書桌上放一顆石英看起來很酷，但假設你是放在電腦附近，它就會將電磁波放大，再加上，你的電腦如果是你的壓力來源之一，石英也會將你的壓力及其他跟電腦有關的負面情緒放大。手機也是，如果睡覺時把手機放在床邊，旁邊還放著一顆石英，那麼石英就會跟手機的電磁波產生交互作用，干擾你的睡眠。

解決方法：讓石英遠離一切電子設備。

不妨這樣試試看：如果你原本是把石英放在電腦旁邊，試著移到房間的另一個角落，讓它遠離一切電子設備。然後你回到電腦前，重新沉浸在你的工作中，忘記你已經把水晶移動了，休息的時候，你才想起來那顆水晶已經不在你的辦公桌上，這時候請注意你覺得跟水晶移動之前有什麼不同嗎？你的工作進展順利嗎？結果可能會讓你非常吃驚。我曾經請很多人做過這實驗，他們都回報說，覺得壓力感明顯降低，工作生產力也提高了，而且難度較高的工作突然都得到解決，只因為他們把石英從辦公桌上搬開，遠離了電子設備。

你也可以反過來試試看：在你的電腦旁邊擺一塊石英晶體放個幾天，看看最後你會有什麼感覺。一開始你可能沒感覺到有什麼特別不一樣，因為你會很快適應石英的能量。但是過了幾天，你再把石英移開，看看當它不在你的辦公桌上時，感覺有沒有什麼不同。你可能會發現，壓力瞬間降低的感覺真的非常棒。

如果你睡覺時床邊一直都放著石英晶體和手機，你可以做類似的實驗：把手機放到別的房間去，或是放在這個房間離床最遠的地方。注意一下，你的睡眠品質是否有改善，也許會發現你比以前睡得更安穩。

我會在第 12 章詳細討論如何對石英晶體進行程式編碼（programming），把它們的能量引導到特定方向。但即使你的水晶已經經過編碼，我還是會建議你不要將石英晶體放在電子設備旁邊，因為有其他種類水晶更適合放在辦公桌上或床邊，下一章會詳細解釋。

由於石英的放大作用是不分好壞能量的，所以在佩戴水晶首飾時也要很小心。因為現在水晶變得非常流行，我經常看到人們戴著石英的首飾，但事實上，石英不僅會放大你口袋中或手裡拿著的手機所發出的電磁波能量，還會將你可能有的任何負面情緒或想法都放大。

所以，就算你外表看起來很有自信，但你腦中隱藏的某些想法，或潛意識裡不斷自我批評說自己不夠好的負能量仍會被石英放大。更糟的是，如果你想要去壓抑或忽略這種思想能量，石英會阻止這股能量讓它無法釋放和化解，結果反而讓它變得更大。

從積極面來說，否認的心態就像你努力想要將非常多衣服裝入一個非常小的手提箱，當手提箱出現任何開口裂隙（尤其是當否認的心態出現一道裂縫，就會有更多的否認被放進去），最後它就會整個爆炸。同理，能量永遠不可能被完全鎖在裡面，因為它一定會從接縫處漏出來，當你在自己身上放了一些未經過編碼的石英，就像在手提箱中埋了炸藥一樣！

更令人憂心的是，當人們佩戴著帶有晶尖的石英晶柱吊飾時，還把晶尖朝下、指向他們的腳。這意謂著，他們正在將已經失衡的想法，透過石英的渦輪加速力，從他們的頭腦往下傳送到較底層脈輪。而主掌情緒的太陽神經叢脈輪可能會將其解譯為一種負面情緒，同時海底輪可能會將這股負面能量吸收進來，變成一種對於自己缺乏安全感的感受。就這樣不斷負面循環，我們的心智頭腦會對底層脈輪的感受做出更焦慮的反應，然後繼續傳送出往下螺旋旋轉的能量。佩戴者自己並不知道，脖子上的水晶柱項鍊一直在加深他們的不安全感。

　　由於石英的能量實在太強大了，你絕對不會想要無意識地使用它。你一定希望水晶能協助你，讓你的愛、滿足和幸福能量擴展到最大，這不就是你閱讀這本書的原因嗎？

常用的石英類別

雖然所有石英在其晶格內都有渦輪加速力的螺旋，但不同種類的石英則會將放大的能量投射到不同特定方向。以下是水晶治療中最常用的石英類別，每一種都各有它自己的「氣息」，能做的事情也不一樣。

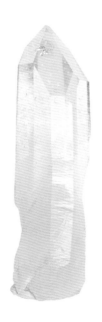

透明石英（Clear Quartz）

即我們慣稱的「白水晶」，半透明無色，一般最常見的形狀是晶柱或晶簇。由於它沒有內含其他化學元素或礦物質，因此顏色沒有改變，在水晶治療上能量屬最中性的石英。

有色晶體有其特定的能量焦點，但白水晶就像一張白紙，因此你可以對它進行沒有範圍限制的程式編碼，無限制給予指令，這也使白水晶成為最棒的一種編碼石，同時也是最適合用來幫助其他種晶石加速其運行能量的一種石頭。

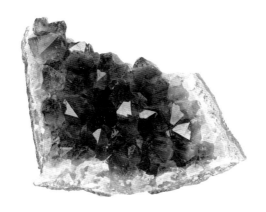

紫水晶（Amethyst）

　　當你走進水療中心，是否注意到空氣中的氣味有什麼不同嗎？精油和水分子的微小顆粒從水療室飄散而出，空氣中散發著淡淡幽香，令人感到非常平靜。即使只注意到這微小細節，你還是能夠清楚分辨水療中心的空間與外部世界在氣味上的差別，這就是紫水晶的能量。它是一種細微而且非常安靜的能量，就像微弱的氣味能讓你知道你身在不同的地方，紫水晶的能量微妙地改變你周圍的能量空間，溫柔輕盈地將你帶入靈性的世界。

　　紫水晶是一種入門石。當人們展開與水晶的連結旅程時，紫水晶通常會最先吸引他們的注意，因為這是一種可以幫助你更加意識到精神世界存在的石頭。

　　使用紫水晶，就像打開一台收音機後，發現一個之前居然不知道有這麼棒的電台。當你調整頻率與它對上，就能連接到前所未有的能量音頻，那就是靈性世界更高、更精微的頻率。

　　紫水晶跟其他水晶不一樣，它不會用蠻力將你帶入激烈的第三眼（眉心輪）旅程，而是營造一個溫和柔軟的空間，讓你去經驗靈性世界。因此，如果有興趣更深入鑽研其他精神次元，但一時沒有經驗豐富的治療師在旁協助，或你還沒有具備一些形上學技術可駕馭這些次元的強大力量，那麼最好是用一種較為溫和的方式來展開你的靈性旅程，因為這樣可以大大減少你因為走得太深太快而遭受的任何傷害。

如果你已經很嫻熟在靈性世界旅行，跟使用其他晶石的經驗比起來，紫水晶可以說是一種非常完美的石頭，因為它相對會以一種更溫和、更從容的方式帶你進入靈性次元。

粉晶（Rose Quartz）

　　在下一章，我會更深入分析粉晶的重要性，但這你要先知道的是，粉晶是與純潔之愛的振動頻率最接近的一種水晶。

　　一般市面上最常見的粉晶型態，就是一大塊看起來樸實無華的半透明粉紅色原礦。粉晶經常被誤以為只代表浪漫愛情，但其實它的療癒能量並不限於只能用於特定類型的情感關係。粉晶代表的是最基礎也最根本的愛，是一種平淡、長久、安全的愛。任何一種型態的關係都需要這樣的愛，包括對自己的愛。

　　因為沒有一種情況會嫌愛太多，所以，粉晶可以說是一種萬用的石頭。

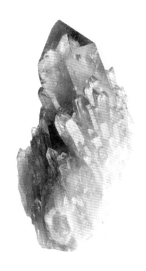

黃水晶（Citrine）

　　真正的黃水晶是一種底色帶棕色的淡黃色或黃綠色石頭，而且經常帶有一點霧灰色調。雖然它最廣為人知的用途就是作為一種願望顯化石，尤其是跟金錢財運有關的願望，但這只是對黃水晶的形上學特性的粗淺了解。雖然黃水晶的振動頻率確實跟願望顯化相共鳴，有助於增加財運，但金錢問題本身很可能與海底輪比較有關（在下一章詳細解釋）。不過，由於一般人普遍認為黃水晶可以招財旺運，因此需求量很大。

　　然而，真正的黃水晶其實產量非常稀少，並不容易取得。為了滿足市面上的需求，黃水晶通常是將紫水晶以人工熱處理方式製造出來的，這種「黃晶」在外觀顏色上會帶有較深的橙黃色調（第 6 章會更深入介紹人造黃水晶，在此我只先建議，請避免使用這種具有過飽和色調的黃水晶）。

　　總之，如果你能夠取得真正的黃水晶，它會是一種非常棒的石頭，因為它可以增強意志力和能量，幫助你實現任何想要達成的願望。

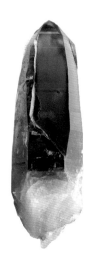

煙晶（Smoky Quartz）

當白水晶被埋在地底下時，會接收來自地球母親的自然輻射。這種輻射會將石英的顏色從透明無色變成帶有不同程度煙熏黑的不透明色調，因此稱為煙晶。煙晶也會跟其他類型的石英共生，比如在紫水晶或黃水晶晶體中造成一縷縷帶有微微煙熏的顏色。

煙晶能夠增強靈性之光進入海底輪的能力，這對於海底輪能量沉重阻塞的人來說特別有用（下一章會針對海底輪有更詳細的解釋）。海底輪能量過於沉重，有可能是因為感覺自己在物質生活上一直遇到困境所致（例如，一個人常覺得自己生活過得非常辛苦），或健康方面出現重大問題、危及生命，體力經常不濟。這時，煙晶可以從最根本的層次去強化海底輪的能量，提振一個人的生命力。再者，由於煙晶經過天然輻射照射，非常適合用來幫助人們適應任何一種輻射治療，包括化療。

但是跟黃水晶一樣，市面上也有很多人工製造的煙晶，選購時要特別小心。人工處理過的煙晶顏色跟真正的煙晶不同，會是比較銳利且帶有光澤的黑色，尤其是晶尖的部分（第6章中詳細介紹人工處理過的水晶），要建議大家避免使用人造煙晶，因為它的壞處大於好處。

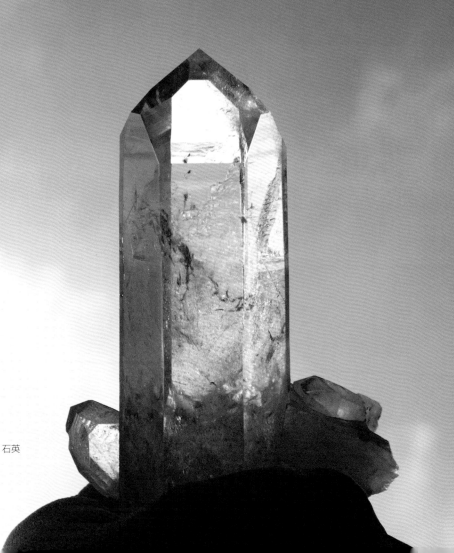

石英

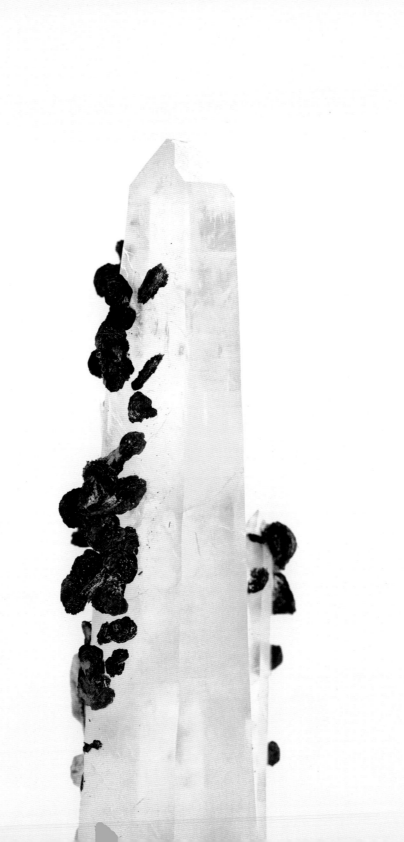

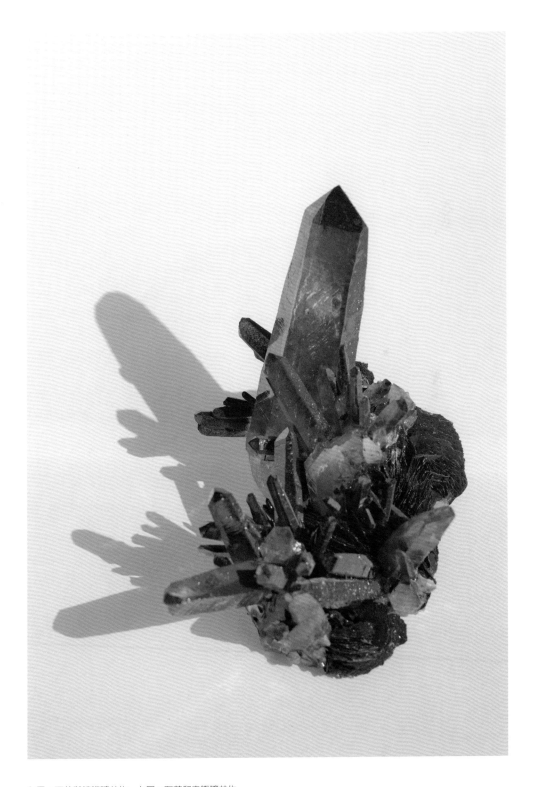

左圖：石英與鏡鐵礦共生　上圖：石英和赤鐵礦共生

瑪瑙片

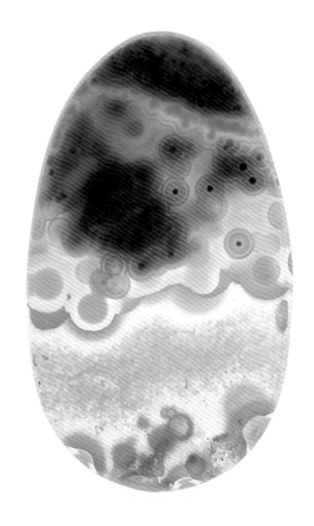

海洋碧玉

「從一塊水晶，我們看到明顯的證據，
生命法則確實存在，儘管我們無法
真正了解水晶的生命，但它毫無疑問
就是一種有生命的存在。」
—— 尼古拉・特斯拉（Nikola Tesla）

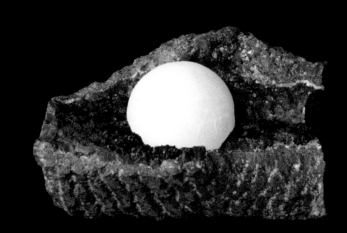

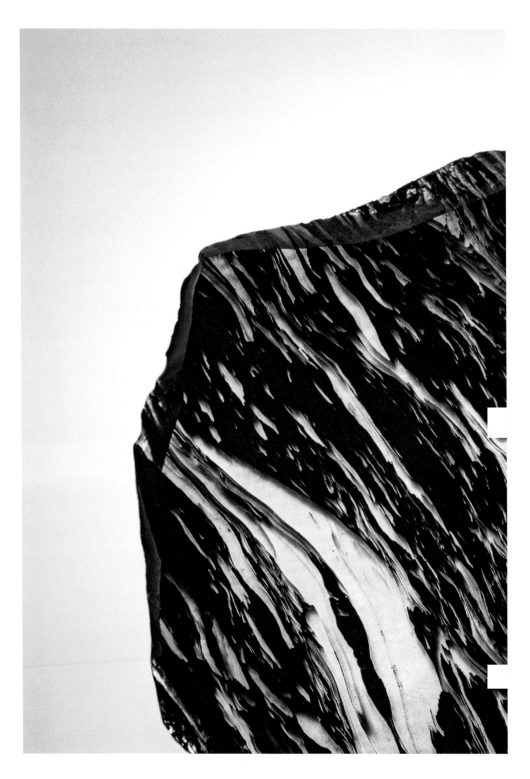

左圖：石英玉髓 Quartz Chalcedony
上圖：金沙黑曜岩／Gold Sheen Obsidian（又稱桃紅黑曜岩／Mahogany Obsidian）

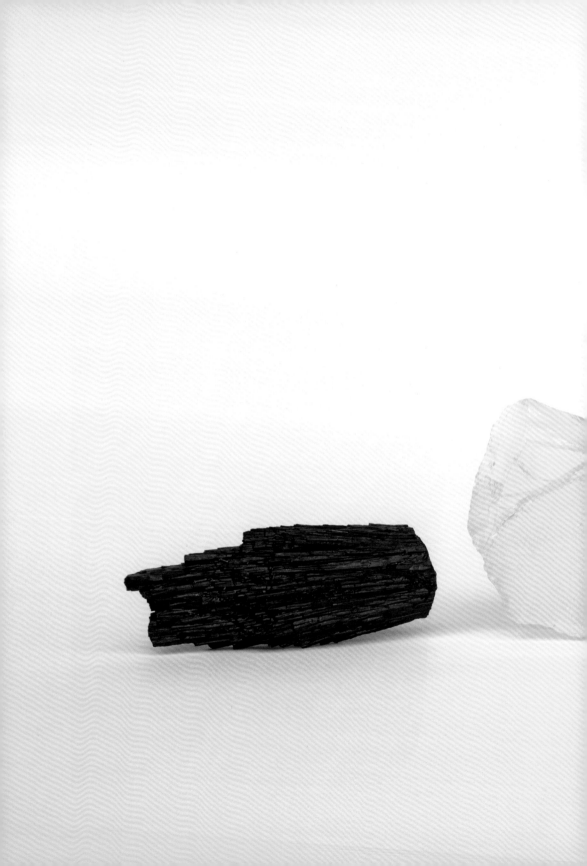

Chapter 4

三種必備
基本款水晶

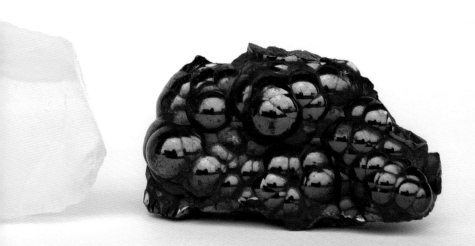

雖然石英家族種類繁多、應用範圍廣泛，讓它成為在水晶治療上極為好用的一個晶石族群，但它只是礦石王國裡的其中一種礦石而已。礦石有數千種，每一種又包含了不同品種和亞種。在如此廣泛多樣的礦石當中，以下列這三種石頭，因為擁有全方位的形上學實用性且用途眾多，因此脫穎而出。

　　就像鹽、胡椒和食用油是廚房裡的主要角色，在這一章，我會推薦三種石頭來作為水晶的實用套裝組合，因為它們能夠幫助你滿足各種能量上的需求。如果你剛開始接觸水晶，我會建議先買這三種；如果你只想購買三顆，那我強力推薦這三種非常好用的晶石；如果你已經有收藏一些水晶，那麼一定要擁有這三種。繼續讀下去，你就會知道為什麼我這樣說。

　　在礦石界，碧璽（tourmaline）被戲稱為「礦物垃圾桶」（mineral garbage can），因為它非常樂意將其他各種元素納入自己的晶格中。這使得碧璽成為矽酸鹽家族中化學成分最複雜的族群之一，這也解釋了為什麼碧璽的顏色會有這麼多種。

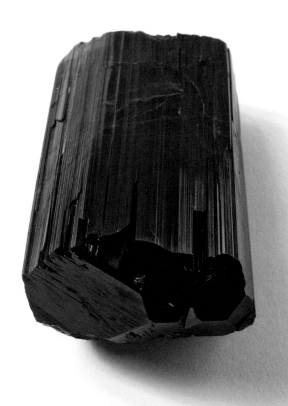

黑碧璽（黑色電氣石）

黑碧璽 SCHORL

　　黑碧璽（也稱為黑色電氣石／schorl）是晶格中含有鐵成分的碧璽（請注意：鐵也會讓礦石的外觀產生改變），是地球上最常見的碧璽品種。我很喜歡說黑碧璽是我們能量的「第一道防線」，因為它在處理日常生活的負面能量上非常出色。

今天過得很糟？	用黑碧璽。
有人冒犯你、對你比中指？	用黑碧璽。
聽到不好的消息？	用黑碧璽。
打算跟某人溝通一些嚴肅複雜的事情？	用黑碧璽。
工作忙碌、壓力大？	用黑碧璽。
覺得房間裡面漂浮著奇怪的能量？很像先前有過一場很大的爭執或怪異的幽靈讓你覺得毛骨悚然？	用黑碧璽。
腦子裡面不斷對自己說負面的話？	用黑碧璽。
腳趾頭斷掉？	用黑碧璽。
水星逆行？	用黑碧璽。

　　雖然你會看到很多人把黑碧璽形容為一種「可以抵禦負面能量的盾牌」，但我發現，用這樣的措辭來描述這種價值非凡的礦石，實在太過平淡，也不怎麼正確。因為黑碧璽的神奇之處並不在於能夠「保衛」你，而是它具有驚人的能力可以將負面能量轉化為正向！

　　跟石英一樣，碧璽也是一種壓電礦石，當它受到擠壓力，就會產生電荷。但跟石英不同的是，碧璽會在它的橫向兩端產生電荷。當一端帶正電，另一端就會帶負電，就像電池的正負兩極。這種在物理層面上產生正負兩極電荷的傾向，也會反映在精微能量層面上，讓碧璽能夠從一端吸收負面能量，同時在另

一端將它轉化為正向能量！意即，你生活中任何的能量垃圾，都可以變成具有滋養和療癒效果的肥料！再加上黑碧璽在能量上跟我們生命中的物質面向特別有關，因此它是一種理想的碧璽，可幫你將生活中可怕的能量轉換成對你有利的東西。

　　了解碧璽的屬性，可以幫助你在使用時，就算面對最糟糕的情況，也知道有機會和益處存在。黑碧璽能夠教你看清，朝哪一條路走可以讓你更快樂、更有力量，而不會卡在負面情緒中。所以，不要擔心有負能量被扔到你身上、撲到你頭上、給你帶來糟糕的情緒，因為有了黑碧璽，你就可以像抓住一顆球那樣抓住負面能量，然後將它轉換成對你有用的正向能量。知道這些資訊，就能夠因為獲得知識而得到力量，知道自己有能力改變任何來到你身上的能量，而不致讓自己變成外部環境的受害者。這就是為什麼我把黑碧璽稱為「第一道防線」。

　　不過，黑碧璽固然能將負能量轉化為正能量，但實際上還有更深層次要能做的是，可將已經失衡的能量帶回到一種均衡狀態。在數學代數中，如果將正1與負1相加，結果會等於0（－1＋1＝0）。同樣的，在負能量中加入等量的正能量，也會讓能量進入到平衡狀態，而不是把能量推向正極，也不是把能量拉到負極。因此，當你使用黑碧璽時，周遭的能量也是根據這個原理在發生變化。如果你正在處理負面能量，你需要的是用正向能量使情境進入平衡狀態。

　　這也表示，如果你周圍環境的正極能量過多，那也會需要負極能量來平衡它。雖然人們普遍認為「正」能量代表「好的」能量，「負」能量代表「壞的」能量，但事情未必真的如此。從更高層次、靈性的角度來看，能量並無法被截然一分為二、非黑即白；因為所有的能量都是宇宙的一部分，而宇宙萬物都有一個目的，就是要推動你走向更高層次的精神進化。因此，從「非二元論」的角度來看，並沒有所謂「壞的」能量——只有失衡的能量。但是人類習慣將事物做分類來顯得有秩序且可以預測，人們會根據個人判斷來區分「好能量」和「壞能量」。無論是好是壞，一個能量之所以會被標籤為「好」或「壞」，是因為它堅持著一種型態不變。意思是，這能量只偏向其中一極，而

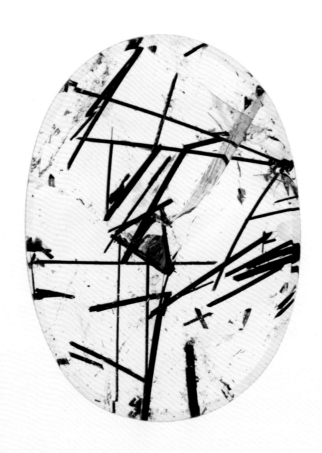

拋光石英內包黑碧璽

且以不平衡的方式流動。

　　為了讓能量順暢流動，需要處於平衡狀態，也由於生活中的大多數情況都偏向負面，因此常常需要正能量來讓一個情境保持平衡。雖然黑碧璽確實能將負能量轉化為正能量，但它的功能並非僅此而已。任何需要平衡的能量，無論是好能量或壞能量，黑碧璽都能夠將它轉化，讓能量的流動保持在最佳狀態。

黑碧璽的用處

　　以下幾種情況，是黑碧璽最能夠幫助你有效平衡能量極性的地方。

放在辦公桌的電腦旁邊

　　現今世界，電腦可說非常普及，現代人經常將電腦當作相互聯繫和從事生產的工具，已經變成生活中之不可或缺。因此人們在使用電腦時，多少都會產生某種程度的壓力——尤其在工作上，有時壓力甚至相當大，因此擺放電腦的辦公桌成了我們跟黑碧璽互動的一個理想場所，黑碧璽擁有強大能力可以將負能量轉換成為正能量，為你帶來極佳的工作效率。

　　還記得我在上一章說過的嗎？不要將石英放在電腦旁邊，因為它會將所有能量放大，包括不好的情緒及電磁波（EMFs）（參見第 75 頁）。但是，黑碧璽跟石英及其他大多數礦物不一樣，黑碧璽是少數我會建議你放在辦公桌上的晶礦之一。因為它有能力改變能量的極性，這特性使它能夠成為你在工作場上最得力的盟友。

　　將你的黑色碧璽放在辦公桌上隨時都可看到的地方。這樣，每次你看到它，你就會被提醒，黑碧璽具有能量再循環的能力，同時心態上要記得保持開放，接受它給你的支持。如果有些場合你覺得需要更多的支持力量，比如接到一通棘手的電話、參加一場非常具挑戰性的會議，或是正在進行一項艱難的工作，都可以把黑碧璽帶在身上或握在手裡。觀想你把感受到的任何負面能量，

及希望得到轉化的能量或情況轉移到這塊石頭上，這樣你就能跟它溝通，然後感覺自己把黑碧璽所產生的平衡能量慢慢吸收進來，並觀察這種能量變化對你個人帶來什麼影響。一開始，變化可能不太明顯，也許只是外在行為或態度上出現微小改變，但是當你意識到正在發生改變，請靜靜觀察事情的變化。你會非常驚訝，一個微小轉變居然能為你的周遭環境帶來如此明顯的改善。

對治惡夢和睡眠不安穩的情況

黑碧璽一方面具有穩定接地的能量，一方面有助於將負面情況轉為正向，這兩種能力結合起來，對於那些因煩躁思緒或惡夢而難以入眠的人來說，可說是非常傑出的一種礦石。

可以試著把一些比較小塊的黑碧璽，差不多像袖珍小滾石大小的石頭，放在枕套中。比較大塊、比較硬一點的黑碧璽可以放在床上跟你一起睡覺，把黑碧璽當成陪伴你入眠的泰迪熊，成為能量防護的後衛。如果你的黑碧璽比較容易剝落掉片，那就不要放在床上以免都是碎片，你只要把它放在床邊靠近你睡覺的地方就可以了，比如放在床頭架上。只要離你身體很近，它就會進入你的氣場內，用它的能量來支援你。

雖然黑碧璽有助於降低電子產品的電磁波，但睡覺時最好還是跟電子產品保持較遠的距離。否則，你的黑碧璽還必須分出一部分能量來應付電子產品，沒辦法把所有能量都集中起來照顧你。我會強烈建議，把手機和其他電子產品放到臥室外面，如果沒辦法做到，那請放在房間的另一邊，盡可能遠離你的床和黑碧璽。

放在家中進門玄關處

　　如果擔心負能量會進入你的屋子，你可以把黑碧璽放置在家中進門玄關處，並為它們設定一個意圖，請它們幫你阻止任何有負面企圖的人進入你家中。你也可以設定意圖，用黑碧璽把家打造成你的能量庇護所，將外面的負面能量阻絕在外，不要進到房子裡。雖然黑碧璽無法讓所有負面的東西完全不進入屋內（因為負面能量還是可能跨過你家門檻自己生成），但它可以幫助你對負面能量有更多的覺察，而更積極主動地將它拒之門外。

關於黑碧璽二三事

　　如果有人問我最常使用的水晶是哪一種，我會回答：「黑碧璽」。我辦公室桌上、家裡的桌子上、床邊、前門還有車子，全都放了黑碧璽，它也是我最常佩戴的晶石之一。我甚至還有一組黑碧璽旅行隨身包，旅行時我會把它帶在身上，幫我清理我住宿空間的能量，阻絕任何負能量來干擾我（因為住宿的旅館裡面可能會有一些找不到歸宿的靈魂）。它真的是一種非常好用的石頭，我平常出入的地方，到處都有它。

　　針對不同的任務，最好能用不同的黑碧璽。如果你的辦公桌上放了一顆黑碧璽，那就指派它作為你的辦公桌碧璽，固定放在那裡。如果你有跟你一起睡覺的黑碧璽，那就讓它專心當你的助眠碧璽。擁有很多顆黑碧璽，可以確保隨時隨地在你需要的地方都看得到它的身影。此外，擁有很多顆黑碧璽，也可以讓它們避免負荷過重，因為，在所有水晶當中，黑碧璽是最會為關心的人犧牲自己的一種晶石。

　　我有一位朋友兼同事，曾說過一個關於黑碧璽的故事，我非常喜歡。黑碧璽是她的護身石，在所有礦石當中，黑碧璽跟她的體質最相合、最能起共鳴。有一次，她跟她的伴侶講話講到情緒非常激動，然後突然間她聽到她胸口發出「啪！」的一聲。她立刻知道是她脖子上掛著的黑碧璽碎掉了，她趕緊一把將黑碧璽握住。就像因電流過大而燒掉的保險絲，隨著對話過程逐漸浮出的深層

創傷，大量的負面情緒被釋放出來，她脖子上的那塊黑碧璽首當其衝，承受了這些負面能量，為了保護它的主人而犧牲了自己。

很多人都跟我分享過類似的故事，本來好好的黑碧璽，突然間就碎掉了。甚至有一位個案說，她坐在她的床上，用眼角餘光看到她的黑色碧璽在她的床頭架上自己碎掉。因為那陣子她生活中充滿了負面情緒，而黑碧璽默默幫她處理這麼多負面能量，整個已經過勞了。當一塊黑碧璽負荷過重，可能就會突然碎裂或停止工作。

雖然並不是所有礦石都是愈大顆愈好，但以黑碧璽來說，確實如此。較大顆的黑碧璽也具有較大的能量再循環能力，可以處理更大量的能量。但是比尺寸大小更重要的是，礦石一定要定期做淨化，才能讓它發揮最佳效果（淨化的方法會在第 10 章中詳細解釋）。考量到能量承載力和便於攜帶之故，我最推薦的尺寸是剛好可以握在手裡大小的石頭，但如果你沒有較大顆的碧璽，也可以把小顆的碧璽放在一起使用，只要記得經常淨化就可以了。

要處理負面能量，只要隨身攜帶黑碧璽就可以了，它愈靠近你，跟你的能量互動就愈強。因此，很適合把黑碧璽放在隨身口袋裡，它就可以在你平常碰到負面能量時，立刻提供協助。或是在平常你需要處理大量負面能量的地方或情況，放置一塊黑碧璽也很有幫助。

當你持續使用黑碧璽的能量，一定會看到它為你生活帶來的改變，這也會鼓舞你繼續找出新的方式來運用它的強大力量。只要記得，黑碧璽的存在是為了讓你學習到，無論什麼樣的情況下，你都有辦法將能量的極性轉到對你有益的方向。

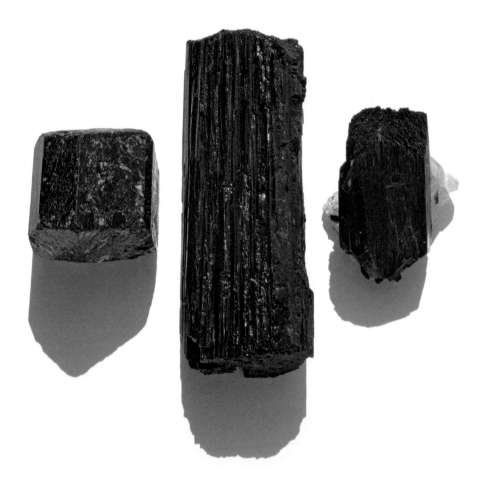

黑碧璽

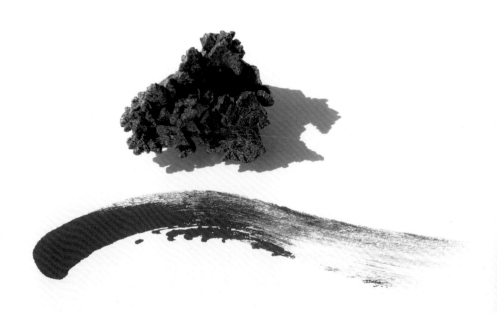

磁鐵礦氧化後的赤鐵礦假晶
底下是赭石畫出的條痕

赤鐵礦（黑膽石）
HEMATITE

赤鐵礦對人類一直很重要。

雖然在石器時代的祖先們已經知道從火中剩下的木炭來提煉赤鐵礦，但他們還是長途跋涉到遠地採集赤鐵礦，並費盡工夫將它加工成一種稱為「赭石」（ocher）的顏料。除了在各地洞穴牆壁繪出他們生活的場景外，還在骨頭和牙齒上彩繪製成首飾和陪葬物。幾十萬年後的今天，在某些土著儀式當中，赭石依然被用來當作血和生命的象徵。

當你用刀子刮赤鐵礦，會刮下一種銹紅色的粉末，用一點水混在一起，看起來就跟血一樣。這也是為什麼古希臘人將這種石頭命名為 hematite，這希臘文字直譯就是「血石」（blood stone，編注：坊間所稱的血石為血玉髓，並非赤鐵礦）。當赤鐵礦中的鐵成分與空氣中的氧結合，就會產生我們看到的紅色。事實上，這種鐵和氧的協同作用也發生在我們身上。我們的身體會產生一種含鐵的蛋白質，也就是血紅素（hemoglobin），攜帶呼吸進來的氧氣，透過血液輸送到全身各部位。血紅素會讓血液呈現紅色，並讓身體能夠呼吸和生存。因此，我們血液中的鐵質對身體的生存至關重要。

無論從實際意義或從比喻上來說，血液都是代表能讓我們身體保有生存力的東西。若我們身體失去血液，就代表死亡。血與生命的緊密關係，是遠古祖先老早就知道的事；他們知道，獵殺一隻動物並吃掉它帶血的生肉，就可以讓人活命。雖然女性擁有從自己身體創造全新生命的神奇魔法，但在同一個部位，還被賦予了一項神祕能力，會定期流血、排出自己的生命菁華而不會死亡。從這些重要徵象，我們的祖先深刻認識到，血液就是生與死的中介物。

海底輪

在我們身體上，生與死聚合之處正是海底輪（root chakra）。海底輪的梵文是 muladhara（木拉陀羅），是由 mula（根）和 adhara（支持或基礎）這兩個梵文字組成。海底輪位於我們脊椎底部（根部），掌管我們生命的最基本生理生存需求。

嬰兒出生後，最重要的東西就是食物、住所和溫暖。如果這些基本需求得不到滿足，嬰兒就會死去——一切的情感、愛和智力也都沒有存在的基礎，跟人的連結也變得無關緊要了。

肉體能夠活下來，意謂著最基本的生存需求有得到滿足。這也表示，我們必須依靠外部環境來提供生命存活所需的一切物資，同時也必須有能力採取行動，進一步創造能夠支持繼續生存下來的環境。由於地球母親能夠為她所創造的萬物提供食物、住所和溫暖，如果你想要生存下來，就表示必須依賴她，而且跟她一起合作，這樣你才能在這世界生存。

自然界中任何一個健康的生態系統都證明了這一點。雖然生死無常，生與死之間存在著動態變化，但生態系統仍然充滿生命活力。所有的生命體都因相互合作而一起存活，而且一切生命所需的物資都只來自地球母親。這些健康的生態系統，之所以能展現出生命的豐富與彈性，是因為他們意識到，地球母親能提供他們生存所需的一切，即使是最小的生物亦然。

同樣的，當人類與他們的基礎海底輪維持健康平衡的關係，他們就會對自己的肉體生命充滿信心和安全感，不會擔心最基本的生活需求，因為他們知道，他們生存所需的一切都可以從地球母親身上得到，她擁有一切生命生存所需的資源。「動物」是我們認識海底輪這課題最偉大的老師，牠們必須不斷處理基本生存需求，來讓自己活命。餓了就找東西吃，要讓身體暖和一點就曬太陽，需要庇護的時候就挖地洞和山洞。牠們不擔憂時間，而是活在當下去感受自己的需求，因為牠們的內在節奏與地球母親的能量模式週期相呼應，因此牠

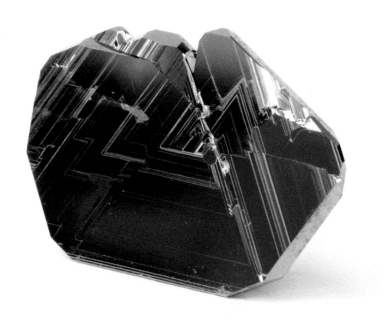

赤鐵礦

們總是知道何時是採取下次行動的正確時機。而且動物隱隱知道牠們總是能找到辦法讓自己活命，所以從未想過要放棄生命。不管遇到任何困難，都會盡其所能繼續前進、讓自己活下來、創造下一代，生活在期待之中，知道生命必有活路。

這就是落地扎根的根本要義。要務實接地，你必須對你的原始肉體自我、你與身體營養的關係、以及一切代表庇護與溫暖的事物有所覺知。接地（to be grounded）意謂著與地球母親緊密相連，跟她一起共同合作，並知道她擁有你生存所需的一切。落地扎根代表，在海底輪部位，你能與這些能量緊密連結並保持平衡。

地球母親的海底輪

雖然赤鐵礦一直以來就以作為一種「接地石」（grounding stone）而聞名，但透過現代科技再度得到證實，鐵的接地能量跟我們關係有多密切。

科學家發現，地球的核心其實是一顆實心鐵球，意即，地球母親的海底輪是鐵做成的！我們認為最有價值也最有用的海底輪礦石，也構成了地球母親的海底輪！

地球母親的海底輪還有一個重要的動力學現象：這顆實心鐵球的外圍環繞著一層液態鐵。當這層液態鐵繞著中央的實心鐵球翻攪晃動時，就形成了地球的磁場，可讓我們這顆星球能夠保持完整無損。它將整個地球包起來，像是一層保護罩，抵擋隨著太陽風吹向地球的帶電粒子。如果沒有這層保護，我們的大氣層、連同地球上所有的海洋及我們所呼吸的空氣，全部都會被拋進外太空。

這樣是否能夠明白，為什麼赤鐵礦的能量可以讓它成為你的必備水晶之一了嗎？

穩固接地的重要性

現代人的生活結構使我們與大自然脫節：我們用時鐘來安排一整天的行程、搭乘交通工具去上班、生活在天候受到良好控制的環境中、用在超市買到的罐頭和包裝產品來烹煮晚餐。基於方便和習慣，我們做了很多這類小事，但隨著時間過去，這些事情卻把我們跟地球母親愈拉愈開。

植物和動物為了生存和生長茂盛而與地球母親的節奏和週期保持一致，但我們人類卻依靠現代科技系統來滿足生理需求，這種依賴導致我們和我們所居住的星球失去聯繫。我們愈是依賴科技，就愈不需要去關注我們的周遭環境，這使得我們失去了敏銳度，無法去感知地球母親透過她的身體傳送給我們的訊息。雖然她一直不斷向我們發送訊息和訊號，我們還是不知道她正在跟我們說話。動物可以因為聽到地球母親說海嘯即將來襲，而趕緊往高處跑，而我們卻對即將發生的事情毫不知情，即使我們明明原本能聽到地球母親的聲音。

我們已經忘記，最初是透過手的觸摸來了解很多關於世界周圍的事情。光是用手指觸摸，就可以得知一件物體的資訊，因為我們的手非常敏感，甚至能夠從一個光滑表面摸出僅有 13 奈米深的圖案，同時還能辨識出各種不同紋理、材質、溫度和振動。我們也透過觸摸來與人溝通交流，手掌就是我們傳遞和接收訊息最有力的工具之一。無論是把手輕輕搭在你肩膀上，還是有人揉揉你的背、捧著你的臉、牽著你的手，這些代表關懷、支持以及愛的感覺，都可以用觸摸來傳達。藉由觸摸，可以提供和接收大量訊息，因此，不妨想像一下，如果你一直戴著手套，雖然還是可以去觸摸東西，但是感覺會很模糊，得到的訊息也會不精準，你的感覺也不會正確。

我們用手掌來了解周遭世界，用手掌跟外部世界溝通，同樣的，也用腳掌來了解腳底下的大地，與這片土地溝通交流。腳掌跟手掌同樣敏感，但由於我們把腳放進鞋子裡把它跟外部世界隔絕起來，因而跟它們能夠傳達的訊息失去聯繫，失去了與地球母親溝通交流的能力。

想像一下，如果孩子永遠沒辦法感受母親身體強大且安全的觸摸，結果會發生什麼事。他會覺得這世界很恐怖、寒冷而且不安全，會在很多方面因為缺乏母親的碰觸而受苦，這就是我們給自己穿上鞋子之後得到的結果。我們就是那些無意中拒絕了自己母親的人，在看似符合俗世規範的穿鞋行為中，已經破壞了與地球之間的重要聯繫。因為只有打赤腳，才能夠跟地球母親真正肌膚相親，惟有透過這樣的接觸，才能接收她無時無刻傳達給我們的訊息和能量。

　　我們之所以跟地球母親失去連結、無法穩固接地，另一個原因出在我們的心智頭腦。頭腦就像你心智體中的一個軟體程式，它原本的目的是為了讓你能夠準確感知和評估外部情況，幫助你存活下來，讓你的靈魂獲得最大利益。但是當你還在媽媽子宮裡、出生來到世間之前，頭腦就已經決定想要擁有控制權，「它」就是你生命的全部。為了保護它自己，它總是力圖讓自己「正確無誤」，為了達到正確，必須讓你跟你的身體和情感失去聯繫，把你跟最直接的經驗感受分離開來。

　　由於受到文化上對理智頭腦的固執偏好，又更加強化了頭腦堅持相信自己永遠是「對的」。這個時代的人早已深深相信大腦是優越的器官，而且非常看重智力、邏輯、理性（也就是理性思維的各種型態），認為這才是判斷一件事情好壞的最佳方式。但是，這種信念只會鼓勵我們被我們的思緒想法牽著走。我們已經因為跟地球母親的身體斷絕連繫而失衡，現在又將過多的能量導向頭腦，結果就是讓事情變得更糟。

　　當我們認為我們需要給予頭腦所有的控制權時，等於是設置一個場景，讓過剩的能量可以留在頭部，然後頭腦就會把能量囤積在那裡，使它無法自由移動到其他脈輪，讓這些能量無法得到更好的運用。這樣之所以會有問題是因為，最能夠與頭腦的過剩能量相抗衡的位置，其實是離頭部最遠的脈輪——海底輪。

　　有靈視力的人通常能量都會集中在頭腦，但對我來說，過多的頭腦能量會讓一個人的頭部看起來像一顆灌了太多空氣的氣球。尤其如果他們無法讓自己

落實下來，那顆像氣球一樣膨脹的頭，看起就會像是附在一根既脆弱又貧血無力的身體上。因為他們的其他脈輪沒有足夠「重量」來對抗頭腦的能量，所有在腦中盤旋的想法，都會讓這個人變得輕飄飄、無法穩固定錨。就像一顆沒被拴住的氣球，被自己的頭腦思緒帶著走，不斷在一些枝微末節上糾纏計較，擔心那些跟現實無關的東西。因為當頭腦與海底輪發生衝突，頭腦會認為它做的事情才是對你最有利，但事實上那根本與現實無法連結。

但如果可以連結海底輪，你就可以讓能量從頭腦中被釋放出來。因為海底輪的位置離頭腦最遠，與它連接意謂著能量必須通過其他所有脈輪，才能抵達。當能量開始向下移動，這股能量的流動便可以讓脈輪被活化疏通，形成一條通路，將所有脈輪重新串連起來。當能量在每一個脈輪之間均衡流動，你看起來就不會再像綁在一根細繩子上的超大顆氣球。

「工作」的概念，對海底輪也有非常重大的影響。因為「工作」可以讓我們賺到錢，而金錢是我們在現代社會生存必要的東西。雖然我們用錢來支付帳單、購買食物、讓自己有一個可以安身的家，但我們忘記了，「金錢」只是一種象徵符號，是抽象的彩色紙張。我們甚至試圖把我們對一項產品或服務的感受及工作所付出的努力，全部轉化為金錢數字。但「努力」和「感受」都是非物質的，本質上它們並不具備任何物理上的價值。不過，我們還是會把一些東西標上數值，因為這樣，我們才比較容易在這現代世界中進行商品交易。

我們忘記了，地球母親始終有能力養活她所創造的一切萬物。當我們的頭腦忘記了我們可以永遠依靠她來滿足基本需求，轉而相信金錢是我們生存的唯一途徑。結果就是，頭腦開始囤積過多的精神能量，海底輪因而被忽視，失去平衡，而我們還跟金錢建立了一種扭曲的關係。

儘管其他脈輪也會影響到金錢問題，但如果要了解其他脈輪，先對海底輪有所認識是非常重要的。雖然人們普遍認為，所謂的願望實現（臍輪的其中一個功能），就是努力賺錢來滿足一切生活所需，但其實這是一個謬論。雖然臍輪確實會影響到金錢財務狀況，不過，錢賺得多不多，並不是導致人們有金錢

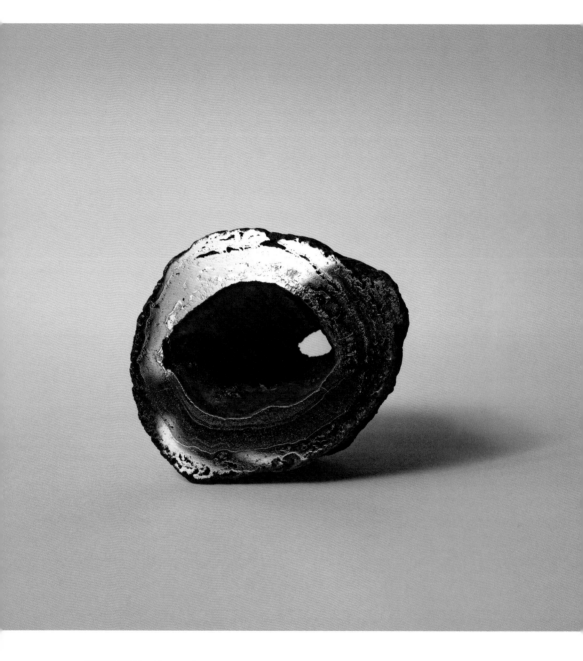

赤鐵礦晶洞 Hematite geode

問題的真正主因；即使你的願望可以實現、賺到了很多錢，還是有可能為自己的生存問題感到恐懼不安。

　　舉例，如果有人公然炫富、誇耀自己很有錢，其實是下意識在告訴別人，他們比別人更擁有生存能力。但這種公開展示自己價值的慾望，其實是因為他們對於自己深層內在的匱乏感而做出的一種過度補償。這就是為什麼，一個人就算已經非常富有，還是會瘋狂逼迫自己要去賺更多錢，況且他們根本花不到那麼多。如果再往下研究，他們的賺錢動力其實是源自對生存的不安全感，因為他們相信，只要擁有愈多金錢，就不會感受到任何的匱乏（但他們沒有意識到，對金錢的過度重視，只會陷入無止境的絕望）。

　　海底輪問題也會透過「貧困意識」影響一個人跟金錢的關係。如果你認為金錢是「不好的」，那它的存在就只會帶來傷害，因此你會覺得任何一種財富成就，都一定得靠傷害他人才能換來。於是，你可能會因此拒絕升遷的機會，因為你認為必須傷害別人才能讓你的生活變得更好。你也可能認為，成功是有名額限制的，資源的池子有限，於是，你會怨恨有錢人，認為是有人受到剝奪才使那些人變得有錢。貧困意識也可能來自你認為自己是沒有價值的。在表層意識，可能不覺得自己是如此，但在潛意識的層次，認為自己不值得過有錢人的生活。在內心深處，可能認為自己在上帝眼中不夠特別，不值得擁有生存資源。所以，為了證實這信念是真的，就創造一個「匱乏預言」，讓自己去實現。或藉由貧困意識來讓自己感覺活著，因為，為生存而奮戰可以刺激海底輪，使它不至於停滯堵塞，但實際上這是一種潛在的失衡狀態，而且對你有害。

　　就像大自然的健康生態系統為我們所示範的，在地球上過得很好而且生活富足並沒有錯，並非壞事。因為金錢本來是現代世界的一部分，人們必須與金錢互動，才能好好活在這世界上。但是，這麼多的人有「金錢」問題，表示海底輪失衡真的是一個非常普遍的現象，也意謂我們的海底輪有多需要療癒。

海底輪失衡，也會表現為在於自己肉體的執著。極度強迫自己在意肉體的健康，事實上很可能是掩飾他們對於生存有一種很深層的恐懼。如果一個人非常害怕生病，甚至到必須採取強迫性的手段來避免自己生病，這表示他們實際上在意的不是健康，而是對死亡的恐懼。如果一個人過度關注自己的青春和美麗，那是因為他們害怕衰老（衰老是死亡的前兆）。或者他們可能覺得美麗的外貌可以提高社會地位，更容易在這世界走動。因此，很執著於不能失去美貌，因為他們相信這是唯一能防止被拒絕、被社會拋棄的方法，沒有外貌的支撐，便無法活下去。

　　由於食物是肉體生存的必要之物，因此海底輪也會在你跟食物的關係當中扮演重要角色。如果你不聆聽身體的聲音，而是按照頭腦制定的飲食規則來吃東西，那麼海底輪就會失衡。飲食上的心理規則，有些可能是受到宗教信仰影響的結果，有些宗教信仰對於什麼能吃、什麼不能吃，或是一次該吃多少食物，都有極為嚴格的限制。即使是出發點良善的素食主義，若因此而忽視了身體個別的營養需求，那也會有問題。雖然飲食失調也會對其他脈輪造成重要影響，但對海底輪的影響是更深層的，因為海底輪與身體的營養和肉體生存緊密相關。

　　海底輪失衡，還有很多表現方式，以上是舉出我最常見的狀況。我們活在一個機械化和科技化，對金錢、青春、美貌極為執著的社會，「務實落地」是我們生命中非常需要療癒的核心問題。這並非巧合，因為在地球人世間的生活經驗正是我們這趟靈性旅程非常重要的一部分，在靈性精神面向上提升之前，我們需要去了解這個肉體人身究竟是誰，需要從肉體的維度去獲得經驗和智慧，來了解我們與生俱來的各種面貌——以我們的身體來說，就是接受和了解我們的原始本性。

當你的海底輪保持平衡，表示你能接受物質世界的本來面貌，接受並擁抱它，而不是害怕它的原始面目。你不會逃避你的身體，而是利用它的優勢來豐富你的生活。你不會活在一直憂慮的狀態，因為當頭腦與你的身體保持協調，頭腦就無法宰治你。你可以有精力能量讓身體成長茁壯，也能夠接收地球母親投射出的能量，讓能量可以自由地穿透你的腳掌、穿過你的大腿，進入海底輪，但這股能量不會停在這裡──它會繼續往上升。

　　當地球母親的能量繼續向上移動，它所經過的每一個脈輪都會注滿她強大的振動。但這也還沒結束，因為海底輪現在已經穩固，可以成為上層其他脈輪的強大根基。這時，頂輪就可以更加敞開，接收更多的神聖能量，而這些能量會向下移動，當它一一通過其他脈輪，所有的脈輪也會因為這些振動而得到強化並繼續往下穿過海底輪，沿著雙腿向下移動，穿過腳底，進入地球母親。

　　這就是我們為什麼要活在這物質現實世界的原因，因為我們都應該成為將精神能量從宇宙帶到地球母親的載體；我們成為能量管道，幫地球母親連接更多的神聖能量。這原本是地球母親自己就可以做的事情，但是當宇宙能量在我們體內流動，變成充滿我們每一個人獨特的能量與愛的振動，就是地球母親所追求的能量──她的孩子們被神聖之光充滿的能量。這樣她就可以將這種充滿著我們對她的愛、連結、感謝與崇敬的能量，重新投射到這世界，療癒她自己，也療癒所有生活在她身上的一切萬物眾生。而這過程，只有當我們真正讓自己落地扎根才可能發生。這就是為什麼，尊敬海底輪是那麼重要的一件事。

赤鐵礦的功效

在所有的「接地石」中，赤鐵礦最能與海底輪的核心主題相共鳴，這就是為什麼它會成為你的必備水晶之一。但是，你不能全部只依靠赤鐵礦來讓自己接地，因為沒有任何一種水晶可以幫你做完所有工作。為了平衡你的海底輪，必須結合其他輔助性的接地練習。

任何一種可以讓你直接與地球母親連結的動作，都是很好的接地練習。一開始你可以這樣做：打赤腳直接踩在地上。赤腳踩在泥土上、草地上、沙子上或任何大自然的地面，然後開始跟地球母親溝通。任何可以讓你置身大自然的活動，如爬山健行或露營，或是任何可以跟地球互動的事情，如園藝，都會對你有幫助。親近戶外大自然、靜心練習、集中心念的冥想，都有助於讓自己穩固接地。當你在進行這類練習時，赤鐵礦能量可以幫你架起鷹架，讓你可以更深入的把這接地模式整合進來，為海底輪的平衡形成一個更強大的基礎。

雖然不管任何時候，你都可以使用赤鐵礦來提升海底輪的力量，但我會列舉以下幾種情況，具體說明如何用赤鐵礦來幫助你落地扎根。

平靜頭腦思緒

我最常被問到的問題是：哪幾種礦石有助於緩解焦慮。雖然焦慮感的產生可能有其他更深層、更潛在的原因，但很多時候人們會感到焦慮，其實是因為缺乏一種踏實接地的感覺。當一個人感到焦慮，腦子裡的能量會不斷跳上跳下，每一個新念頭冒出來，都會讓這能量彈跳的更為激烈。如果這股能量沒有出口可以宣洩，無處可去，就只能自己在腦子裡面不斷重複循環。

接地可以吸收頭部的過剩能量，並產生一股向下的拉力，讓這些多餘的能量向下移動，流經身體進入海底輪，再穿過雙腿和雙腳，進入地球母親。這過程為能量創造了一條路徑，將頭部的氣放掉，讓跑錯位置的能量可以在它往海底輪移動的途中，重新進入正確的脈輪位置。如果你在進行接地練習時身邊有

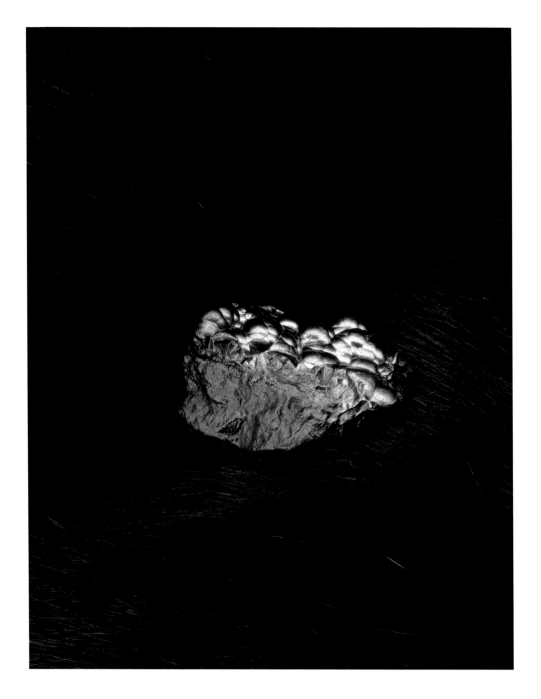

在我的貓艾維拉身上找到的葡萄狀赤鐵礦（Botryoidal hematite）。動物天生就與地球母親的能量自然相連，因此牠們與生俱來就了解什麼叫做「接地」，而且是這方面非常優秀的老師。你可以藉由觀察牠們的身體狀況，從牠們身上學到很多東西。

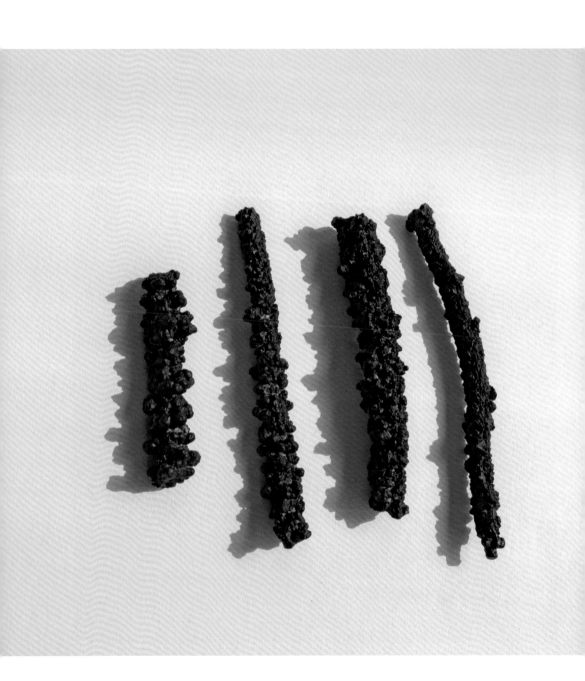

白鐵礦氧化後形成的褐鐵礦和赤鐵礦假晶（又名預言石）

赤鐵礦，它會幫忙處理你身體正在發生的事情，幫助你看到焦慮產生的原因，讓你知道如何讓頭腦思緒安靜下來。

消除電磁波

　　還記得我在第 3 章說過的嗎？石英會放大電腦的負向電磁波，讓你的工作壓力增加（請見第 75 頁）。赤鐵礦的作用正好相反，它是消除電腦和其他電子設備發出的電磁波最好用的礦石之一。雖然赤鐵礦並不會完全抵消掉電磁輻射，但能夠使它們大大降低。你可以將赤鐵礦想成降低電磁波「音量」的能量耳塞。所以，赤鐵礦是電腦桌上的理想夥伴（它也有助於讓你在這張辦公桌進行的頭腦活動都能往下落實扎根！）。

幫助睡眠

　　如果你一直想很多，腦子裡面不斷出現各種不同場景，可能會讓頭腦進入一種高速運轉狀態。如果你在擔憂某些事情，可能會讓自己忙於其他工作來消除你的焦慮感，但是，你的想法還是會在背後繼續運轉、潛意識頭腦還是像在跑步機上跑步一樣。結果就造成了頭部累積了很多能量，讓你靜不下來，很難入睡。

　　大地母親是能量回收和轉化的專家，因為她的身體就是處在一種生長、變化與衰敗不斷同步的狀態。接地可以從頭腦中排出能量，並將它引導到海底輪；任何多餘的能量都可以從身體傳送給地球母親，地球母親會接收這能量，並將它轉化成對自己有益的能量。

　　要讓過度活躍的頭腦能量可以往地面方向移動，其中一個最簡單和最有效的方法就是睡覺時使用赤鐵礦。將一小塊赤鐵礦滾石放在枕套中，或將一大塊赤鐵礦放在頭部上方、床頭櫃上或雙腿之間，可以讓你在進入潛意識和睡眠狀態時達到接地的最佳狀態。因為在睡眠中，你的意識頭腦會被關閉起來，就可以更敞開地接受任何對你更有益的治療。

提醒一下：所有的電子產品，包括手機電話，都應該放在臥室外面，或至少要遠離你房間的床鋪位置。否則，赤鐵礦會把它的能量用來為你的電子設備能量進行接地，而無法全心全力來幫助你。

幫助調整時差

時差並不僅僅是一種肉體上的經驗。除了睡眠習慣被打亂外，在短時間內飛越不同時區也會讓你的能量體變得混亂。就像播放一張唱片，突然移動唱針要它去播放另一首曲子；當你在短時間內進行長距離飛行旅程，必須先離開地球母親，然後降落在另一個地點，這過程會造成嚴重的能量落差。因為你降落與起飛的地點能量不一樣，而且，你也不知道太陽是從哪個方向升起或落下，會覺得更失去方向感。雖然有些人比較耐得了這種能量的轉換，不會因此失去方向，但對其他人來說，飛越不同時區就像被關在一台烘乾機裡面，不停上下左右翻滾，然後當你從裡面走出來時，還被要求要走得很筆直。

由於赤鐵礦的能量跟地心非常相似，因此你可以用赤鐵礦來幫助你做能量上的定位。當你擁有一個更寬廣的接地範圍，就更容易跟你所在的土地相連結，進而縮短調整時差的時間。

調整經期不適（或紅血球方面的問題）

我第一次在我的身體四周做赤鐵礦水晶陣，剛好是在月經週期來之前，那時我對含鐵食物的慾望非常強烈。當我在自己身上和身體周圍擺出赤鐵礦水晶陣，突然間發現我清楚聞到從那些拋光石頭上飄來的鐵味。我的身體不僅在肉體層次上渴望鐵，也在能量層次上對鐵質有強烈渴望！儘管石頭本身並不會發出氣味，但因為我太需要赤鐵礦的能量，所以聞到了它的能量氣味。

赤鐵礦是一種非常傑出的礦石，適合任何想要改善紅血球問題的人來使用。曾經有一位患有貧血症的個案來找我做水晶治療，療程完成後感覺全身非常舒暢，但他並不知道，我擺放在他身上的是以赤鐵礦為基底的水晶。

由於水晶是針對你身體的能量層次來工作，我總是告訴有身體疾病的人，請他們直接針對肉體層次去尋求協助，包括醫療、營養及其他物理層次的治療，無論是用傳統方式還是替代醫療都可以。但是水晶可以作為輔助，在能量層次上有效幫助你的身體自我療癒。使用水晶來協助療癒，可能無法像你用物理治療那樣直接立即得到身體上的治療結果，但水晶治療可以幫助你去發現健康問題背後可能的情緒、心理及靈性方面原因。

協助重病患者身體康復

對於正在處理嚴重疾病的人來說，讓身體「穩固接地」（groundedness）是一件非常重要的事。若有機會恢復健康，赤鐵礦會是一種幫助他們身體保持平衡定位的絕佳礦石。藉由疏通身體能量、回復原本的能量平衡狀態，赤鐵礦能夠活化海底輪，幫助人們完整利用能量層次上的生存資源。

但如果是已經進入臨終關懷或臨終狀態，我不會建議使用赤鐵礦。因為赤鐵礦的能量會讓一個已經準備要脫離肉體束縛的人，變成被緊緊綁在肉體上，這會對他們的身體造成更大的痛苦。如果有人故意使用赤鐵礦的能量來讓一個處於臨終狀態的人繼續活著，那麼這種行為可能是一種黑魔法，施行法術的人會因此背負業力後果。

在無法親近大自然時與地球母親保持連結

有些人之所以喜歡都市生活，是因為大城市可以讓他們在智力上得到很好的發揮。但結果是，都市環境很容易讓我們跟地球母親失去連繫。因此，如果你是生活在到處舖滿柏油的都市水泥叢林，赤鐵礦就會是你跟地球母親建立能量連結的一種重要礦石。

雖然在城市中還是可以找到很多讓自己能量接地的方法，不一定要使用水晶，例如冥想、在綠樹成蔭的公園散步，或是赤腳踏在草地上都可以。但你還是可以隨身攜帶赤鐵礦，增強你對地球母親振動能量的感知力，讓你能夠在無

法親近大自然、接觸不到地球母親能量的地方，依然能得到力量，依然可以與她保持連結。

提升直覺力

我經常被問到：哪些礦石可以幫助人變得比較會「通靈」。雖然確實有某些礦石能夠激發一個人的心靈感應力，但如果你無法穩固接地扎根，就急著去打開自己的靈通力，那會帶來嚴重問題。

如果想開啟你的心靈感應力，或是進入其他宇宙次元，一定不會希望自己因此受到傷害，所以你需要有很強的接地能量來保持平衡；否則，在沒有採取必要預防措施的情況下開啟心靈感應力，可能會導致你不想要的結果。假如你沒有讓自己保持在穩固接地狀態（或是有一位可以引導你進入內在旅程的薩滿或導師在一旁幫你守住能量），自己就任意開啟心靈感應狀態，那麼，當你暴露在此狀態很長一段時間後，過多的精神能量將會扭曲你的感知力。你所接收到的感應訊息都會是錯誤的，因為它無法落實到現實世界，反而會受到你的頭腦和它的信念所控制，被你自己內心的「未完成事件」（unfinished business）所蒙蔽，因陰影而染上色彩。而這些有害的經驗很可能會為你帶來焦慮和抑鬱。

在這種情況下，你也會對他人構成危險。缺乏落實接地的能量，會讓你與現實世界脫節，這種不平衡會導致你錯誤解讀別人的能量。你直覺上「看到」和「感覺到」的東西都會是黑暗的一面，因為你能夠獲得的資訊，就只是跟你自己的未完成事件相符合的能量。更糟的是，就像一個人喝了太多酒，卻仍相信自己有辦法開車一樣，催迫自己去使用心靈感應的能量，會觸動你的「自我」（ego），讓你相信自己的感知力沒有問題，會以為自己可以掌控通靈。

你一定希望自己的心靈敏銳度可以提高，但又不至於在心理上讓自己筋疲力盡，對自己和別人的生活帶來有害的干擾。要做到這件事，唯一的方法是確保你的能量可以充分落實接地，而赤鐵礦能夠教你，幫助你與自己的肉體連

結，當你能夠跟自己連結，就有辦法清楚看到是什麼東西覆蓋了你的心靈感應能力。因此，如果你能夠讓自己踏實接地，並保持心輪的敞開，與愛的視角同頻共振，它就會幫助你開發你的心靈感應力，而不致帶來危害或傷害。

財運興旺

請回顧上一節我們提到的內容，關於能量接地與物質財富的關係。真正財物上的富有，一定是建立在你跟海底輪之間的關係非常強健穩固之上。因為赤鐵礦與此脈輪的核心特性共鳴，所以它是最重要可以用來深化你與海底輪的一種礦石，讓你因此擁有幸福和財富。

協助設定能量邊界

如前所述，當地球母親的液態鐵外核在固態鐵核心外部晃動，就會形成磁場，也就是一種「力場」（force field），可以保護我們的星球免受太陽風的侵襲。同樣的，你的血液中流動的鐵能量也會創造出一個能量場，守住你能量空間的邊界，能夠不受到來自外部他人的破壞性能量之影響。

如果你的「力場／能量場」很弱，那麼別人的能量就會入侵並影響你。你可能會認識一些人，雖然他們並沒有比其他人更接近你，卻讓你感覺好像總是會入侵到你的私人空間。你也會覺得很奇怪，自己好像會受到他們的想法和意見所影響，即使你有意識到他們讓你感到不舒服。或你發現某個朋友跟你談話的唯一主題，似乎都是在講自己遇到的麻煩，因為你關心他們，會花時間聽他們說話，但你發現多年來他們一直不斷跟你哭訴同一件事，內容都大同小異。雖然這位朋友有很多方法和資源可以運用，即使你給了他們所有的幫助和奧援，他們卻從不去解決自己的問題。你想不通，一個人已經擁有那麼多資源，去改善自己的生活真的那麼困難嗎？你會納悶，是因為你沒有發現，這個人正在從你身上吸取能量。

像這樣的人對自己的行為毫無意識，他們情不自禁做出這些事情，讓自己很「嗨」；從別人身上吸取能量，能讓他們感到精神百倍。因為他們不知道如何自己去產生這種能量，所以他們會去尋找那些可以讓他們吸取能量的人。

創傷會破壞一個人的能量邊界。無論是肉體的、情感的、性的還是其他方面的創傷，都會影響一個人的生存感。由於生存是海底輪的主要課題，所以海底輪在維持人際邊界上扮演著重要角色。一個情緒健康的人不會被吸走身上的能量，但如果海底輪有弱點，別人就容易把能量從你身上吸走。

你會清楚知道，與你互動的人是否會從你身上吸走能量。雖然你跟他們只相處了幾分鐘，卻讓你感到非常疲憊和疲倦，可能還會感覺到一種讓你噁心的沉重感，好像有某種黏答答的能量泥巴塗在你身上。這個人不僅從你身上吸取能量，而且還用他們自己的能量讓你整個人黏答答，跟他們相處之後還要去處理那些討厭的殘留物。

不過，榨乾能量並不是侵犯能量邊界的唯一方式。很多時候，當你認為你的需求比別人更重要，你也會把你的能量推到對方身上，侵犯他們的能量空間。舉例，為了讓你前方那輛車子開快一點，你可能會開到他的右後方施加壓力，或是當你打電話給客服人員，結果你不是冷靜地解釋遇到的情況，而是把所有的不滿都傾倒給客服人員。不管什麼事情，只要你覺得自己的需要和感受比對方更重要，就會把你的能量推到跟你互動的人身上。即使相處時間很短，你還是會跟別人的能量雙向交流；同理，如果你認為別人的需要比你更重要，你就會自願讓他們越過你的邊界，進入你的能量空間。當你對別人卑躬屈膝，你就等於給了他們權力，讓他們來侵犯你的能量。為了不讓這種事情發生，你必須對自己的需求非常清楚，而且要去化解那些限制性的信念，才有辦法守住自己的能量空間。若是認為自己不夠好，沒資格要求對方來尊重你，覺得必須犧牲自己和需求，才算是一個好人，等於自己創造了一個局面，讓自己成為別人的能量腳踏墊。

赤鐵礦與金紅石共生礦

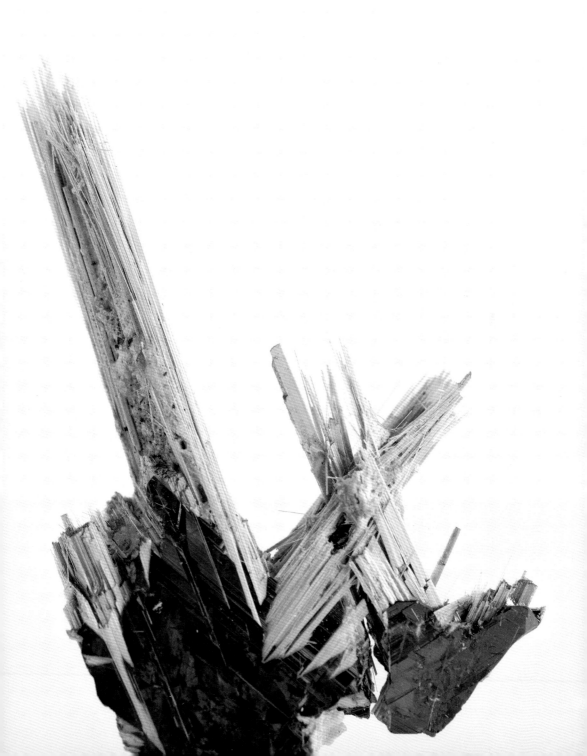

還有，要注意，能量邊界的動力模式是隨時在變動的，它會隨著當下情況及與你互動的人而產生變化。如果你的母親是一個老是為孩子犧牲自己的人，不管在什麼情況下，都會把孩子的需要放在自己之上，那麼你的母親就是會放棄自己能量邊界的人。雖然你沒有意識到自己在利用她，但你會發現，就算你當時並沒有那個需要，也會尋求她的幫助。這是因為，你母親的能量已經建立起一種動力模式，會自動促使這件事情發生。相反的，如果你的母親會試圖讓你感到內疚自責，然後讓你拚命為她做事，你就是允許她來占你便宜，來侵犯你的能量空間。

　　如果你沒有明確設定能量邊界，就很容易被利用。

　　能量邊界的侵犯和被侵犯也可能發生在同一個人身上。可能有些情況，是你母親利用你，但另一些情況，是你在利用她。不過，如果你的目標是靈性進化，那你就要對這兩種動力模式有更高的覺知力。雖然這是兩個人能量的互動作用，但作為一個靈性覺知力更強的一方，你需要對自己的能量空間有更強的覺知意識和自律。兩個人當中，你是那個需要對自己的界線負起責任的人，並且要能夠確實守住，不要侵犯對方或被對方侵犯。

　　對於同理心較強的共感人（empaths）及治療師來說，由於他們經常與人有能量上的互動，因此邊界對他們尤其重要。共感人的心靈能力讓他們有辦法去「感受」他人的能量，就好像這些能量來自他們本身。他們會去承接那些可能早就跟自己內心問題相共鳴的事情，以至於會無意中「接受」了對方的能量。如果他們的能量邊界不夠清楚，會不知道如何將自己的能量與對方的能量區分開來，也很難去辨識什麼東西屬於他們，什麼東西不屬於他們。如果他們無法小心照顧自己的邊界，或讓自己的邊界變得模糊不清，就很容易被其他人的能量滲透，會覺得自己不斷受到轟炸，而想避開社交場合，把自己孤立起來，免得還要去處理被自己無意間吸收進來的能量。

所有的治療師都需要有嚴格的能量界線，因為他們的工作性質意謂著，他們一定會跟個案有更深入、更複雜的能量互動方式。在這層次上，雙方能量會重疊，更難以區分，因此治療師必須具備一些技術，幫助自己去識別不同類型能量的微妙差異。為了提升治療效果，必須有能力描繪自己手上正在處理的能量——究竟是屬於個案的、他們自己的、還是屬於其他人或其他事物。治療師本身的能量邊界愈清晰，就愈能夠深入個案的能量，協助他們獲得療癒。再者，由於所有的治療師都具備一定程度的同理心，健全的能量邊界可以保護他們不至於誤把別人的能量轉移到自己身上。究極而言，唯有健全的能量邊界，治療師才能夠為他們的個案提供最有效的服務，因為他們有能力區分彼此能量的差異，看見能量的真實情況。

　　很幸運，我們有一些相當有觸感的東西，可以為我們示範什麼是健全的能量邊界。赤鐵礦能幫助你澄清和堅固你的能量邊界。赤鐵礦含有鐵，屬於較具重量的石頭，只要將它握在手中，就可以給人一種穩重和穩定的感覺。這種感覺也會在精微能量的層次發揮作用，有助於賦予你的能量邊界同樣的重量和穩定性。

　　赤鐵礦要求你對自己的個人空間保持警覺和意識，並覺察自己擁有什麼樣的信念，這可能導致你越界，或覺得自己的能量比別人的能量更沒有價值。在所有礦石當中，赤鐵礦是你學習設定能量邊界的最佳模範，因為它是最能充分體現能量穩定性的一種石頭。赤鐵礦會向你展示，如何管理你的能量空間；教你如何保持堅固的界線，讓你的能量源源不絕，另一方面，讓別人也可以自由揮灑自己的能量空間。

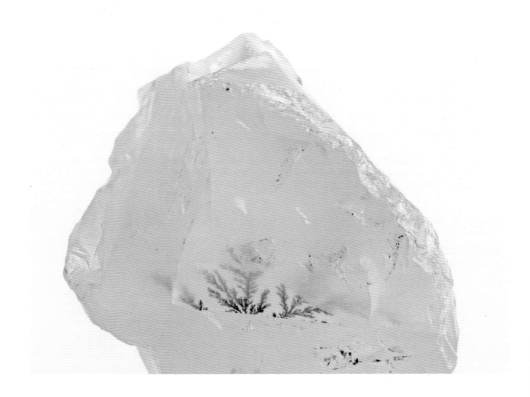

內包樹枝狀晶體的粉晶

粉晶 ROSE QUARTZ

生命的意義是什麼？

去愛。

但愛是什麼，卻讓人無比困惑。

慾望、崇拜、激情、肉體吸引、渴望——這些情緒都跟愛有關，但它們全都不是愛。因為，愛不是一種情緒，它有自己所屬的類別，自成一格。

作為致力追求知識、經驗和體會的靈魂，我們將注意力投射在物質層面，一個可以進一步探索生命動力的新環境。我們展開一段充滿冒險的旅程，對新的遊樂場及當中可體驗的一切著迷不已；帶著頑皮作樂的心態盡情狂歡，只因好奇想看看會發生什麼事。但由於我們輕率自私的追求，造成了許多錯誤，為我們自己和周圍的人帶來了巨大痛苦。因為已經進入這個迴圈，我們需要去完成隨之而來的課程；因為踏入自己所設的局，必須生生世世反覆回來解決最初自己造成的問題。當我們被日常生活和一切瑣碎事務纏身，會開始變得只關注物質現實，忘記了我們並不僅僅是有形的物質存在。但即使經歷最痛苦掙扎的黑暗時刻，就算只是一丁點的感覺，我們也從未失去這個念頭——生命必定具有某種重要意義。

我們在這世界上經歷的一切，遇到的每一項功課，根本上來說都是「愛」的功課。愛的屬性包括慈悲、憐憫、希望、喜悅、和平、尊重、感恩、理解及善良。接著，這些屬性會產生其他特性，包括真實、崇敬、決心、照顧、寬恕和耐心，而這些特性都落在更宏大的主題，即「愛」，宇宙中最高的振動。

想想：善良 vs. 殘忍、尊重 vs. 蔑視、仁慈 vs. 惡意刁難；恃強凌弱就是傷害、浪費是缺乏尊重、打斷人說話是不體貼、貪婪是自以為有權利。當你順著這條線索去尋找這些痛苦和苦難的根源，一定會發現，這都是因為缺乏愛而造成的問題。人們可能認為，他們之所以不快樂是因為工作、財務狀況或人際關係出了問題，甚至還會找一個代罪羔羊來責怪，說服自己這就是他們不快樂和

無法達成願望的原因。但是，如果你不要看那些問題的表面，而是深入去追蹤問題的根源，一定會發現，他們的痛苦都是因為需要更多愛。由於生活的物質面向會引發我們對於匱乏的恐懼，因此總是告訴自己，愛是有限量的，沒有足夠的量可以讓所有人都分到，也沒有足夠份量的愛可以來療癒我們。但是，真正的愛是一種永無止境、生生不息的資源。

想想你曾經深愛、但現在已經不在世上的一個人，用一點時間來回憶關於他們的事情。當你連結這些記憶時，當下他們帶給你什麼感覺。你能感覺到他們有多愛你嗎？你能感覺到你有多愛他們嗎？這練習有趣之處在於，你感受到的愛，就是你現在此刻的感受。

當我們在描述有形物質世界的事情，談到對一位已經不在世上的人的愛，我們會使用過去式。但是，當你在描述對方給你，或是你對於對方的感覺時，你表達的卻是當下此時此刻的感受。雖然當時你覺得悲傷難過，但是會隨著你的記憶留下來的，並不是當時的傷心難過，而是愛的感覺。這是因為，愛的振動頻率永遠不會降低，一旦你跟它建立起連結，它就永遠都在，即便在你感覺不到它的時候。

你可能沒有意識到，其實你一直都有能力創造無可限量的愛。不管創造了多少愛，將它投入到這世間，你還是有辦法製造出更多的愛。可以分給別人的愛，是沒有數量限制的，你也不需要把愛從某人那裡拿走，只為了要把愛給另外一個人。你永遠有辦法一直生出愛，而不需要失去任何人，包括你自己。事實上，你生出的愛愈多，你就愈能感受到愛。雖然你是單一個體、是渺小卑微的人類，但你天生就被賦予了這項能力，可以在宇宙中不斷生出最高振動的愛。既然如此，你為什麼會覺得這件事情很困難呢？

因為你還在學習「愛」的路上。

作為一個靈魂，來到這有形的物質世間，是為了學習一件事情的兩個面向。你體會到傷害別人是什麼感覺，然後也了解被傷害的感覺。在這些課程當

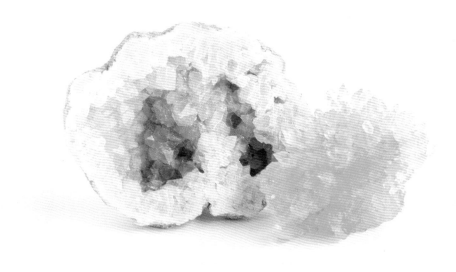

粉晶晶洞（左）和粉晶（右）

中，你被遺棄、受傷害，而且因為感覺痛苦，而沒辦法時時刻刻感受到愛的存在。隨著生生世世的輪迴，你逐漸熟練每一項關於愛的靈性課題，逐漸化解因為恐懼而自己創造出來的敵人。敵人名單愈來愈少，因為你知道有很多敵人是自己幻想出來的，最後，你終於跟那個最大也最壞的敵人碰面了——也就是你自己。雖然你已經走了那麼長的路，學會愛世界和他人，但在這塵世還有一件最大的功課要學，就是如何愛你自己。因為你如何對待這世間，也反映出你如何對待自己。當你變得更加熱愛這世界，也意謂著你能夠更深入看見自己，看見你不接受自己的那些部分，然後學會接受和疼愛自己。這也是你的靈性旅程中最具挑戰的一課。

愛的經驗無所不包，也包含一切情緒感受。這就是為什麼你可以對某人生氣、被他們傷害、感到失望，但你仍然愛著他們。愛不會因為情緒而改變，它是一個恆定不變的常數，是涵藏著萬物能量的一種力量。

有形世間的每一個人都在學習如何體現愛，但每一個人能夠愛人的程度都不相同。有些是剛剛開始收集生命經驗的年輕靈魂，有些則是老靈魂，他們在此之前已經輪迴無數次，對愛已經有更多的了解。但如果你能往後退一步，不帶判斷地看待這世間，你會發現，每一個人都在盡其所能地學習愛。

「愛」這門功課是沒有止境的，你在旅程上每踏出一步，都能獲得更深層次的理解。愛是唯一可以治癒心靈創傷的東西，能治癒恐懼、內疚和羞愧感，使人們更緊密相連。愛能打開我們的心扉，帶來慈悲、和平、良善和療癒。沒有什麼比愛更偉大，愛就是生命的意義，就是我們來到這裡的目的。

在所有礦石當中，粉晶是最能與博愛的核心目標相共鳴的石頭。跟其他寶石不一樣，它的能量既不外放也不浮動，它的振動具有溫和且穩定的品質。它所散發的能量就像是慈愛母親給孩子的溫暖擁抱；像一隻狗狗輕柔開心地搖著尾巴；像一隻貓趴在你腿上滿足地打著呼嚕，發出撫慰人心的振動。

粉晶的能量是如此溫柔而且當下，以致它的振動讓人感覺像是靜止不動。但這就是它的小心機，以不顯眼的振動來掩蓋最強大的力量。因為粉晶的作用是要把你拉進你自己的能量當中，讓你更接近自己的核心，這樣它才能溫柔地讓你看見內心裡的碎片需要更多的療癒和愛。當你更深入自己的內在底層，去化解更深處的傷痕，就更能接近你的核心，也正是內在最強大的力量所在——它能夠生成和顯化無限量且無所不能的愛的振動，來送給你自己和這世界。

當你對這件事情的了解到達某個程度，才會真正發現，愛有多麼強大，只要你的振動產生一點點變化，就能造成「蝴蝶效應」影響整個宇宙。粉晶不僅可以幫助你從根本上了解此事，還能幫助你認識和感受這些影響。讓自己的心安靜下來，讓粉晶陪著你一起做冥想，你就能感受，為什麼你的內在核心會是宇宙的中心——因為你的心就是愛！

當你更深入去探索靈性核心時，就會更明白自己內在的神性。因為這條路永遠沒有止境，永遠都有更深的層次等待你去發掘，你的靈魂旅程也沒有最後的終點，除了不斷不斷深入愛。這就是你一直在尋找，也正在發掘的真實狂喜之境界，而這正是粉晶可以助你一臂之力的地方。

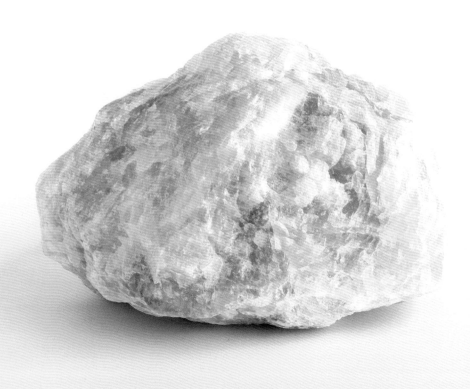

在各類礦石中，這樣的粉晶看起來相對平凡且不起眼。
但它謙遜不張揚的外表卻掩蓋不了一個事實：
粉晶是水晶礦石中療癒力量最強大的其中之一。

粉晶的使用時機

粉晶運作的課題包羅萬象，可以廣泛使用於任何一種你感覺需要愛的場合。

- 假設你今天過得很糟糕（或是單純想要被擁抱）
- 假設你今天過得很棒（或想增強愛與幸福的感覺）
- 當你想為一個地方、一件事或一個人（包括你自己）帶來更多愛的感覺時
- 任何時候你想更深入連結愛的振動能量，或是想要連結跟愛有關的屬性（如接納、寬恕、理解、仁慈）

請記得，粉晶的振動是一種普世的、無條件的愛——也是我們靈魂旅程的核心主軸。因為這門功課永遠學無止境，因此你可以儘管大方地去使用它。

粉晶的各種形態

儘管還有其他不同品種的粉色調石英，但粉晶最重要的優勢在於它最平凡無奇、也最不貴重，是一種相當樸素、不起眼的半透明粉紅色岩塊。

從最初的粗糙形態，粉晶可以經過拋光變成各種形狀，像是圓球狀、橢圓形石片，或是首飾珠寶的凸圓面墜飾，你最常看到的，應該是如滾石般小到可以塞進口袋的小塊粉晶。如果「愛」是你最需要的東西，你一定會想要在生活中大方地使用粉晶，我會建議你找大塊一點、適合你手掌大小的粉晶，可以握在手中，讓它跟你緊密合作。使用袖珍小滾石或其他方便隨身攜帶的粉晶，也會非常有用，因為這樣就可以隨時隨地跟粉晶的能量一起工作。

許願
：提出一個人生問題

寫下一個你想要了解的人生問題。

這問題務必要有一個明確主題。如果你是問：「接受這份新工作並認真對待我約會的對象，是我人生的正確改變嗎？」事實上這問題包含了兩個不同的主題，而且可能會有兩個不同的答案。

你必須把問題分開，只詢問有關工作的問題，或是只針對約會對象來提問。否則，你得到的會是一個同時涵蓋兩個主題的混合答案。結果就會混淆不清，不是清晰明確的解答。

避免含糊不清的問題，以免你得到的答案也會含糊不清，問題要具體明確。「我該如何改善我的生活？」這樣的問法很籠統，你可以問：「我該如何改善我的情感生活？」或甚至更具體一點：「我該如何改善我的愛情關係？」這樣你就能收到更清晰、更精準的答案。

把想了解的人生問題寫在你的筆記本上，然後繼續閱讀下一章。在得到答案之前，先休息一下，然後把注意力放在其他事情，會很有幫助。

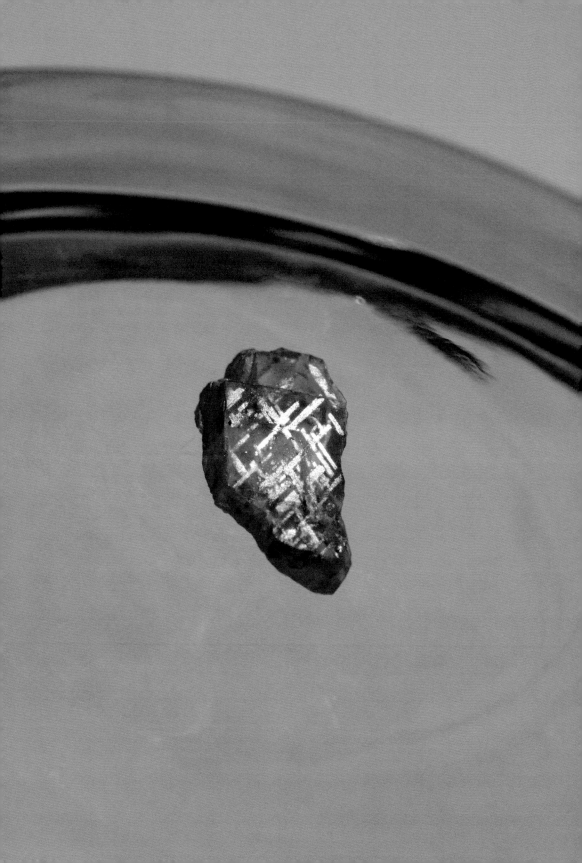

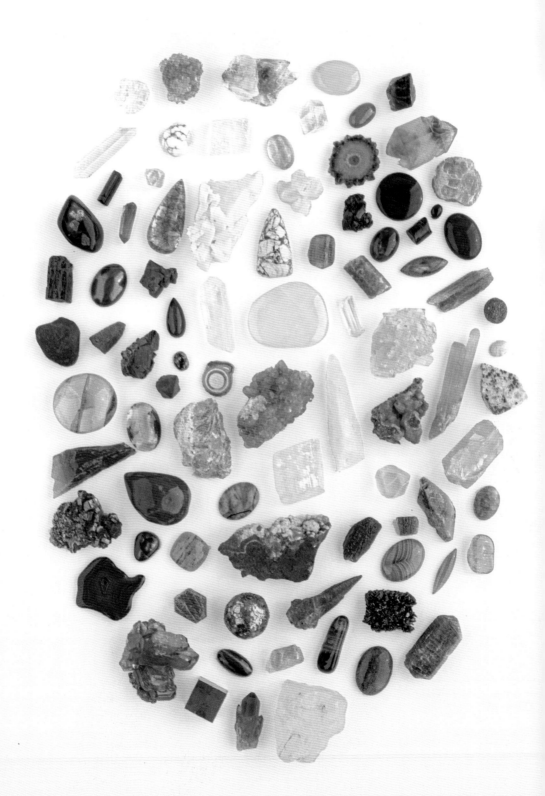

Chapter 5

水晶、色彩、脈輪

在我成為水晶治療師之前，一直很納悶，那些水晶書籍的作者是怎麼知道，哪一種水晶對應哪一個特定脈輪，是因為作者擁有什麼特殊天賦嗎？這些作者看起來像是都有加入某個精英形上學俱樂部，他們的水晶祕密只向最有天賦的人透露。也許我需要接受幾十年，甚至一輩子的形上學訓練，才能瞥見這些水晶專家已經擁有的知識。但是，當我跟隨我的水晶老師，同時也是「高等水晶治療藝術水晶學院」創辦人卡崔娜‧拉斐爾（Katrina Raphaell）學習時，我發現水晶與脈輪之間的對應關係是任何人都能輕易了解，即便是從未接受過任何形上學訓練的人也可以懂。但在你了解它有多簡單之前，必須先了解什麼是脈輪。

在上一章，說明了海底輪如何為你管理接地的能量（參見第 106 頁）。我們身上還有其他脈輪在為你管理其他能量，「chakras ／ 脈輪」一詞源自梵文，意思是「光之輪」，是位於精微體之內的精神能量門戶，並延伸到身體前後區域。如同白光經過三稜鏡折射後會分出七彩顏色，脈輪也會將你身體的形上學能量分成不同類別；脈輪會像陀螺一樣不斷旋轉，形成漩渦，將形上學能量予以分離、匯聚及傳送出去。

雖然有成千上萬個脈輪從你的精微體發散而出，但最重要的幾個脈輪是沿著你的脊柱——從尾骨底部到頭頂而運作。主要脈輪的數量及它們的確切位置和功用，則根據不同分類系統而有差異。西藏、切羅基（Cherokee）、馬雅、印加、古埃及和祖魯文化，還有卡巴拉及中國的氣脈，這些能量分類系統對於

能量門戶的看法都不盡相同（雖然還是有明顯的相似之處），但他們共同的看法是：不同的脈輪，不僅分別掌管能量與肉體之間的關係，更掌管生存、情感、愛、溝通、思考及神性連結。在所有分類系統中，現代西方文化最熟悉、也最被大眾廣泛接受的是吠陀學派的七大脈輪系統。如果你進到瑜伽工作室或形上學商店，看到一條彩虹布條上面有七種顏色和符號，即為七脈輪系統。

　　你身上的每一個脈輪都會隨著能量而旋轉，但它們表現出的運動質量是取決於它們的狀態；你的脈輪可能處於過度旋轉（能量過多）的狀態，也可能旋轉無力（能量不足）或剛好平衡（能量適中）。因為每一個個別脈輪會分別處於不同狀態，所以你會同時擁有平衡、過度活躍和活躍度不足的脈輪組合；而且狀態並非靜止不動反而是一直不斷地轉變，依據身體能量通過這些脈輪時，脈輪如何反應而定。

　　只要有新的能量注入，隨時都會改變脈輪的狀態。例如，你現在感到很沮喪（這能量從你自己內部產生），或有人現在對你很生氣（能量來自外部，然後你可能會把它吸收進來）。各個脈輪愈是處於平衡狀態，你就愈有可能處理這股能量，並讓自己恢復平衡；而過度活躍或是活躍度不足的脈輪，就很可能從各自的不平衡狀態被推得更加失衡。有些情況（如把食物灑在新襯衫上）可能只會引發短暫的情緒，也有些情況（如吵架分手）則會對你的脈輪產生較為持久的影響，因為在面對這些事件時，所需的能量多寡和深淺度都不相同。

　　平衡並強化你的脈輪，可以使它們更具彈性，即使只提高單一脈輪的彈性，也會對你的其他所有脈輪都有幫助。這是因為，單一個平衡的脈輪，本身就可以作為一種穩定器，讓其他失去平衡的脈輪有一個參考點，可以重新自我定位。而一個脈輪愈平衡，它的旋轉力道就愈均勻和一致，更不容易被任何其他能量的力量擊倒，無論那個力量是來自外部，還是內部自己產生的。

　　你的脈輪愈處於平衡狀態，你投射到氣場中的能量也會愈平衡，你發送到外部世界的能量也就愈平衡。雖然跟解決世界上更大的問題相比，平衡自己的脈輪似乎微不足道，但是如果你能做到這件事，實際上就已經為整個世界的療

癒做出了重大貢獻。因為你不僅能為自己創造更多的和平、愛與和諧，還會把這股充滿和平、愛與和諧的中性能量投射出去，與世界互動；這是因為，你傳遞出來的能量不是對立的，會影響到跟你互動的人，將他們從失衡的狀態中拉出來。

脈輪和水晶

因為脈輪是針對能量來工作，所以它們也會有特定的振動頻率範圍，這使得它們會跟任何具有相同頻率的東西產生共振。因此，脈輪可以跟星座、符號、數字、行星、音符、食物等產生對應關係。在上一章，我已詳細介紹為什麼赤鐵礦的能量與海底輪的特性最相近（參見第 108 頁），但還有很多晶礦也會與海底輪能量共振。要怎麼知道哪些水晶是對應哪個脈輪，其實非常簡單——只要學會脈輪和顏色的關係就可以了。

正如前文提到的，吠陀系統的脈輪顏色剛好就是彩虹的七種顏色。從海底輪和紅色開始，每一個脈輪都對應了彩虹的顏色順序，到最上方的頂輪對應紫色。雖然吠陀系統的七大脈輪，非常適合能量範圍較寬的靈氣和色彩等療法來應用，但由於水晶是來自有密度的物質世界，因此它們的顏色範圍和分布會比吠陀系統的純粹色彩能量來得更為濃稠。所以，卡崔娜·拉斐爾傳授給我的八大脈輪系統，已被證明是一個非常簡單又強大的分類系統，可以與水晶結合使用，因為它最能夠反映水晶能量在物理世界的分布情況，再加上我作為水晶治療師的親身經驗，這系統在範圍和顏色分配上，都相當能夠與水晶結合，具有非常好的療癒效果。你只要將水晶的顏色跟脈輪的顏色配起來就可以了！

你可以從第 144 頁的圖表中看到，八個主要脈輪各別對應一種特定顏色，接下來只要將你正在使用的礦石或水晶的顏色跟它們搭配起來就可以。雖然水晶的形上學能量特性會受到其化學組成和晶格的影響，但水晶的顏色會決定它最能與哪個脈輪產生共鳴。即使你是色盲，看不到水晶的實際顏色，那顆水晶還是一樣會影響跟它共振的脈輪，**因為顏色振動的波長是不會改變的**。

儘管也有少數例外，某些礦石也會跟非應對顏色的脈輪產生強烈共振，這表示一種水晶的能量並不僅限於對應單一脈輪。事實上，在很多情況下，將一種水晶用在不同的脈輪，也能得到非常好的效果。因為你個人的獨特能量，會跟這顆水晶單獨相互作用，雖然該水晶「依照傳統」並不是對應某個脈輪，但你依然還是可以從中受益。請記得：水晶跟食物很像，「配對」的概念就像酪梨冰淇淋或番茄蛋糕，這樣的搭配對許多人來說可能很奇怪，但只要你自己覺得好吃，那就沒問題。同樣的，只要你可以從水晶的能量中獲得有用的結果，這才是最重要的。將一種水晶嘗試用在不同的脈輪上，可以加深你跟水晶本身的直覺連結，也可以讓你更全面理解到，為什麼某一種水晶會對你特別有用。

　　有一些礦石是混合了幾種主要脈輪的顏色。例如，葡萄石通常是黃綠色，是黃色和綠色的混合，而綠色與太陽神經叢共振，黃色與臍輪共振，所以葡萄石可以被用在其中一個脈輪或兩個脈輪之間。橙色礦石，如橙色方解石或錳鋁榴石（spessartine garnet），會跟黃色臍輪和紅色創造輪，或兩個脈輪之間相共鳴。

水晶的八大脈輪系統

脈輪	顏色	位置	對應水晶
頂輪	無色／白色	頭頂中央正上方	白水晶、透石膏、矽鈹石
眉心輪	紫色／深藍	兩眼之間	紫水晶、紫磷鐵錳礦、蘇打石、青金石
喉輪	淺藍	頸部底端、鎖骨交會處	藍紋瑪瑙、天使石、藍色重晶石
心輪	粉色	胸部正中央兩乳頭之間	粉晶、粉紅方解石、菱錳礦
太陽神經叢	綠色	胸骨下方肋下	孔雀石、綠色東菱石、玉石
臍輪	黃色	肚臍眼	虎眼石、黃水晶、黃鐵礦
創造輪	紅色	肚臍和恥骨中間	釩鉛礦、鉻鉛礦、紅色石榴石
海底輪	黑色	脊柱最底端恥骨底部正中央	煙晶、黑碧璽、赤鐵礦

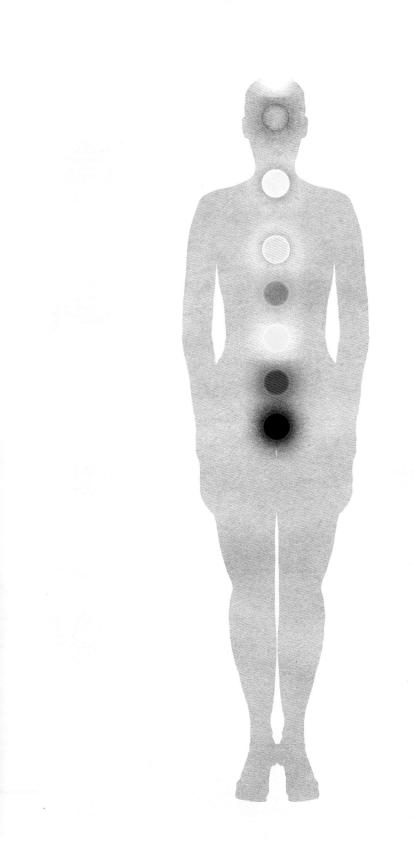

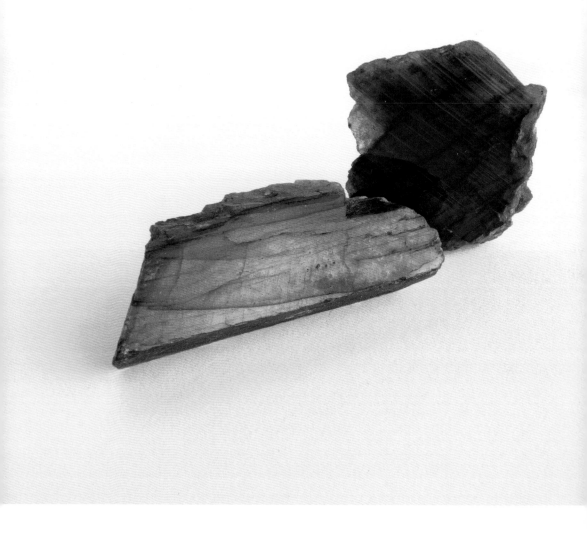

拉長石是一種會變色的礦石，會根據你看的方向、角度不同而呈現不同顏色變化。這是一種光學現象，稱為「貓眼光」（chatoyancy），當你轉動拉長石，會導致光線集中反射的位置不同而跟著變色

有些晶體會在同一塊石頭裡面清楚呈現不同顏色的色帶。例如，紫黃晶（ametrine）是紫水晶和黃水晶的混合晶體，晶體明顯包含紫色和金黃色區塊。以紫黃晶來說，它會與眉心輪的紫色及臍輪的黃色皆產生共振，因此這兩個脈輪都可以使用。西瓜碧璽就跟它的名字一樣，帶有鮮明的粉紅色和綠色，因此與心輪、太陽神經叢脈輪共振，以上是雙功能水晶的例子，這類晶體可以連結一個以上的脈輪，可以為它所對應的能量來服務。它們也讓我們看到不同脈輪之間的關係，及脈輪間如何彼此協同工作，為其所屬身體部位帶來療癒。

有時你也會遇到如拉長石這樣的水晶，通常我們會認為它是深藍色，但它同時還會閃現出紅色、黃色及綠色，依光線在石頭產生的折射角度而定。雖然你會在這塊石頭上看到其他顏色，但仍以深藍色為主，因此拉長石也與眉心輪最能產生共振。

你可能還會遇到有些晶石，本身的顏色往往不夠鮮明，無法直接對應某個脈輪，而且色調通常比較平淡。如有些晶體會帶有一點紅色，但好像又帶了一點橙紅色——也可能是棕色，讓你沒辦法決定這塊石頭到底是什麼顏色。沒關係，最好的辦法是根據你對石頭顏色的第一印象來決定即可。如果你的第一個反應是紅色，請就試著將它跟你的創造輪一起搭配使用，也可以嘗試與另一個脈輪搭配使用，測試看看，這塊水晶對你能產生什麼效用。這種以第一印象顏色來判斷的方法，適用於帶有多種顏色的晶石上，如彩色瑪瑙和彩色碧玉。

舉例來說，藍紋瑪瑙是一種帶有淺藍色和白色條紋的晶石，但是當你第一眼看到它，整體顏色給人的印象是淺藍色；又如雨林碧玉（rainforest jasper）帶有黃色、橙色和灰白色斑塊，但你看到的主要顏色是綠色。因此，當你手上這顆石頭同時帶有多種顏色，但可看出它的主要色調，就可以用這主色來跟脈輪做配對。需注意的是：雖然不同的人看同一塊石頭，可能對於石頭顏色有不同看法，但是請記住，這塊石頭是跟你的能量在互動。因此，你看到的顏色就是對你最有幫助的顏色。

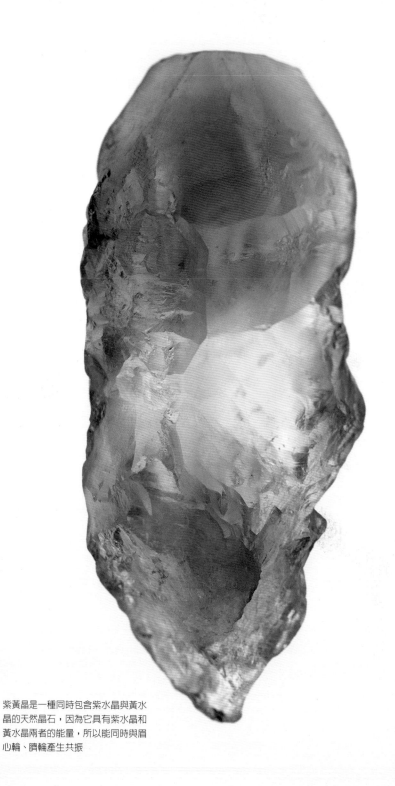

紫黃晶是一種同時包含紫水晶與黃水
晶的天然晶石，因為它具有紫水晶和
黃水晶兩者的能量，所以能同時與眉
心輪、臍輪產生共振

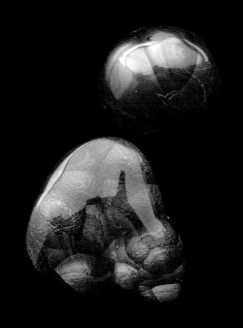

由於火瑪瑙主要呈現紅色，因此它與創造輪的共
振最為強烈。但因為它們也會顯現出七彩色暈，
因此也會與顯示之顏色所對應的脈輪產生共振

你甚至可能會看到，同一種類（品種）的石頭會呈現出不同的顏色。這是因為，地球母親身體裡面的特定條件，會在晶體生長時改變晶體的顏色。例如，某個地方的方解石可能是白色的，但在世界的另一個地方，卻是藍色。甚至你也可能在同一道礦脈中發現不同的色調。會發生這種情況，是因為某些特殊條件不同、微量礦物質含量不同，區域氣候也可能不一樣，影響石頭最後的形狀和顏色。最後呈現的顏色，就是你看到的顏色，可以以它作為參考來決定跟哪個脈輪最能產生共鳴。

如果你已經有收集一堆水晶，那麼可以藉此機會觀察看看，收集的水晶是偏向哪些色調。如果剛好偏向特定顏色，那表示你之前可能需要處理跟這顏色相對應的脈輪。但如果你的收藏當中明顯缺少某種顏色的水晶，那可能表示，最吸引你的顏色所對應的脈輪已經過度活躍了。過度把注意力和能量放在某個特定脈輪，意謂著你必須犧牲掉其他脈輪作為代價。這種對於脈輪關注度的不平衡，對整體療癒是有害的，這表示你一直在忽略其他脈輪的需求，只偏愛其中一個脈輪，使該脈輪會變得過度活躍，而且會從其他脈輪吸取能量來保持它的活躍狀態，最後導致其他脈輪處於失衡狀態。

請記得，任何一種療癒的目的都是為了達到平衡，這同樣適用於透過水晶色彩的平衡來療癒你自己。因此，當你想要幫你的水晶治療組合包添加新的水晶時，一定要考慮到平衡，讓你的每一個脈輪都可以平均被照顧到。

讀到這裡，相信你已經不會再有疑惑，也已經知道該用哪一種水晶來配哪一個脈輪！是不是很簡單呢？

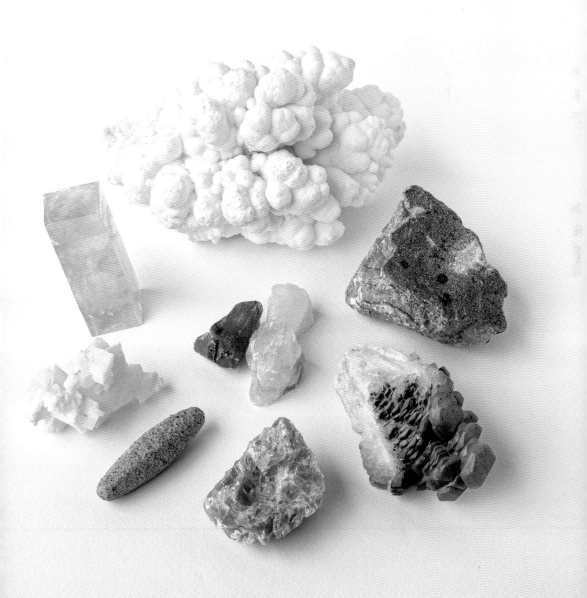

上圖的晶體，每一個都是方解石的一種形
態——因其主要顏色不同，也各與不同的脈
輪產生共振

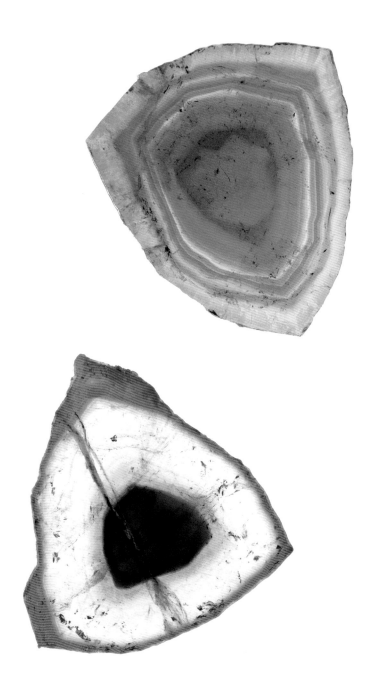

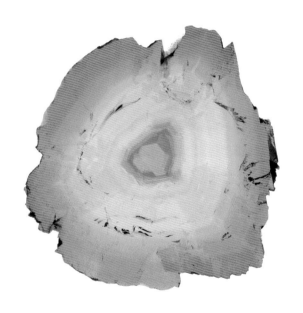

天然彩色碧璽剖面

八大脈輪系統
THE EIGHT-CHAKRA SYSTEM

為了充分利用水晶的療癒能量，很重要的是：了解主要脈輪及每個脈輪對於你的靈性健康所扮演的角色。這是一個值得深入探究的主題，本書雖無法完全涵蓋，但會重點摘要提供方向，讓你了解不同脈輪的功用，對生命會產生什麼影響。

「八大脈輪系統」是我的水晶老師卡崔娜·拉斐爾所傳授，其與晶體能量能夠達到非常好的增效作用。當你繼續深入學習，脈輪和水晶之間的關係會變得愈來愈重要，這些資訊會讓你更了解自己的療癒過程，同時也更加認識你遇到的每一種水晶所含藏的能量潛力。

海底輪

主題	生存
功用	讓你知道你擁有地球母親全部的支持奧援，也擁有成長茁壯所需的每一樣東西；透過有形肉體與神聖能量連結，並將此能量澈底落實接地，深入地球母親內部。
平衡狀態	因肉體的健康和有形的財富而擁有安全感與生命力。對於有形肉身及它的原始動物本性不加以批判。與地球及它的能量和運作模式緊密連結。建立清晰明確而且平衡的能量邊界。
過度活躍	拚命追求物質、貪婪、恐懼自然本性、缺乏愛或靈魂滿足的喜悅而對性產生強迫慾望；對疾病、身體傷害、死亡（和／或臨終）過分擔憂；因為過於使用心靈感應力或過多精神活動而失去平衡、無法穩固接地。
不夠活躍	對生存冷漠，想要控制或預測生命，否認自己的動物本性，貧窮意識，身體上的懶惰。

創造輪

主題	生命活力
功用	讓你知道有形的生命也是有形的歡愉；只要它與你的其他生活面向保持平衡，就是健康的。在更高的層次、以更神聖的方式來進行性活動。在感官經驗當中展現生命的趣味，因為感官經驗就是創造力的先驅。
平衡狀態	與食物、性、嗅覺、身體活動、休息及其他肉體感官覺受保持健康和愉快的關係。以性慾和性來表達愛與親密。對有形物質生活充滿活力和熱情。
過度活躍	性慾過於強烈、暴飲暴食、享樂主義、缺乏節制、為了得到生活「樂趣」而對毒品和酒精有想像的需求。
不夠活躍	懶惰、冷漠，或是過度否認性慾。

臍輪

主題	顯化
功用	將抽象概念顯化為有形之物。吸收和處理生命經驗，以充分理解可促成顯化的所有要素。學習有關個人力量的課題。
平衡狀態	有能力將空靈思想與意念的能量轉化為有形的物質現實。對自己的生命負責。平衡地使用意志力。感覺自己擁有力量。
過度活躍	汲汲營營或使用蠻力來實現目標。過度自信。以破壞性的方式來達到目的。
不夠活躍	對自己的生命目標垂頭喪氣、缺乏熱情。無力實現任何願望。感覺自己缺乏力量。

太陽神經叢

主題	情緒感受
功用	教導你學會情緒感受的重要。以了解自己的真實狀態為基礎來使用情緒感受。以適當、公正、同理的心態來對自己和別人表達情緒。讓你知道情緒感受跟直覺訊息有直接的連結。
平衡狀態	以健康的方式表達所有情緒。在正確時刻，以平衡的方式表達情緒感受。對自己的情緒狀態保持真實。
過度活躍	用情緒來加諸別人痛苦感或是控制別人。對自己的情緒缺乏覺察。侵犯別人的情緒空間。
不夠活躍	否認、抵抗、壓抑和／或逃避自己的感受。對生命感到厭倦。

心輪

主題	愛
功用	體現宇宙最高也最強大的振動。表現出這份愛及與它相關的一切特質，並投射到這世間。作為一道能量橋梁，在底層物質脈輪（海底輪到太陽神經叢）和上層精神脈輪（心輪到頂輪）之間傳遞資訊。教導我們為何愛世界跟愛自己是同一件事。博愛。了解到愛是一切萬物的根基。
平衡狀態	以愛為根基、以愛為中心。內在油然而生的歡喜。與他人及世界和平相處。愛自己。接納自己也接納別人。
過度活躍	需要去拯救別人。把別人放在自己之前。過度討好。殉難犧牲。
不夠活躍	悲傷、孤獨、空虛、沮喪。感覺羞恥。

喉輪

主題	溝通
功用	表現你的獨特天賦和最高層次的真實。了解語言文字背後之能量的重要性，並能夠帶著意識去使用它們。能夠說出真心話，不虛言。學習聆聽的功課。
平衡狀態	不受阻礙地表達自己。有能力自由開放地表達自己的想法和感受。有能力清楚聆聽他人說話。言行合一。
過度活躍	愛插話。與他人溝通時表現霸道。沒有能力聆聽別人說話。喋喋不休、嘮叨囉嗦。
不夠活躍	非常害羞或過於安靜。逃避與人溝通，尤其是面對困難的事情。拒絕表達真實的自己、不願展現自己的天賦才能。

眉心輪

主題	內在洞見
功用	培養和純化直覺感應力。清楚知道心靈感應、想像、投射、幻想及幻覺之間的差別。開發敏銳的洞察力。能夠引導思想而不是被它引導。
平衡狀態	有能力區分思想、情緒及心靈感應與頭腦想法的差異。扎根於現實的心靈感應力。
過度活躍	焦慮和（或）強迫性思維。擔心憂慮。錯誤的心理印象。靈性上的扭曲。嚴重依賴智力。
不夠活躍	缺乏想像力。與自己的心靈感應力失去連繫。

頂輪

主題	合一
功用	覺悟到人與神性是相互連結。了解一個人與宇宙全體眾生皆為一體。體現內在知曉。成為神聖能量傳輸的管道。開發內在智慧。體驗開悟和大歡喜心。
平衡狀態	信任。寧靜。處於內在知曉的狀態。
過度活躍	偏執狂。利己主義。
不夠活躍	不信任。懷疑。

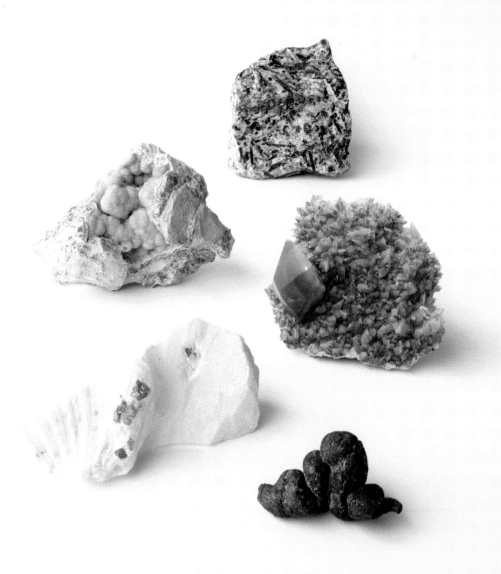

混色礦石
從上到下順時針方向：星葉石（astrophyllite）、方解石、
恐龍糞石化石、包在大理石內的尖晶石、銀星石（wavellite）

平衡脈輪

　　你的脈輪是動態的，隨時都在處理能量，始終處於不斷變化的狀態。但每一個脈輪也都有一個「內定預設值」，是根據你過去以來處理生活狀況的特殊習慣而建立起來的，你可以從預設的能量值看出每一個脈輪的「正常表現」是落在什麼範圍。某些脈輪認定的「正常」狀況，實際上可能是不健康的失衡狀態，但如果你能夠持續去強化這些脈輪，就能改變那個原本的內定值，讓它朝比較健康、平衡的方向發展。

　　有一件事很重要一定要記住，讓所有脈輪達到更為平衡的狀態並不是一個線性過程（也就是按照先後順序），因為你的每一個脈輪都處在不同的療癒階段。雖然單一脈輪的平衡會明顯促進其他脈輪的穩定與平衡，但是達到新的平衡狀態的脈輪，反而擾亂了其他原本平衡的脈輪，也是有可能的事。當你把一條原本彎來彎去的管子拉直，那個被拉直的地方有可能會導致整條管子變成不同模樣的彎曲。一個剛剛平衡的脈輪（能量現在可以順暢流動毫無阻塞），可能會因為連漪效應，反過來影響整個脈輪系統的能量流動。原本穩定的脈輪，現在開始搖擺晃動，是為了使能量可以在系統中持續流動，而產生的能量補償結構。幸運的是，因為它們已經熟悉平衡狀態的「基調」是什麼樣子，因此可以在短時間內就讓自己重新回復平衡。

　　還有一個重要概念要了解：「脈輪平衡」的意思並不是指一種完美的靜止狀態，而是一種存在狀態。由於你不斷在跟自己互動，也跟世界互動，你一定會遇到困難挑戰，因此你的脈輪將不斷經歷能量的起起伏伏。就像一位舞者每次只要改變姿勢，就必須重新找到平衡一樣，你的脈輪也是處在一種活動狀態，會在遇到新能量時重新讓自己保持平衡。但是在某些情況下，你會比較容易恢復平衡，有些情況則比較困難。例如，你會發現你的心輪比較容易對動物付出愛和接受動物的愛，但是同樣對人就比較困難。或者，你平常對人都很有耐心也很友善，但唯獨對某位親人沒辦法，你的神經很容易被他挑動。因此，

雖然整體上你的心輪是處在平衡狀態，但遇到某些情境或狀況，它保持的平衡能力就會受到挑戰。因此，讓脈輪保持在一種平衡狀態其實是一個不斷在變化的過程。

　　不過，你每增加一次新的經驗，就會知道自己該從哪些方面去改善，讓自己更熟練於維持在平衡狀態，因為從經驗中可以學會辨識每一個脈輪的個別傾向，會對每一個脈輪能量的細微差異變得更加敏銳。於是，每次遇到狀況，你就愈加深入這項功課，對脈輪的認識及如何讓它們回到平衡的方法，也會逐漸深入。就像一位特技人員，最後能夠學會在高空鋼絲上保持平衡、輕鬆地騎單輪車一樣，你也會培養出更精準的平衡能力，同時更有力量讓自己隨時回復平衡狀態，這樣一來，過去曾讓你覺得困難的情況，就不會再是你的挑戰了。

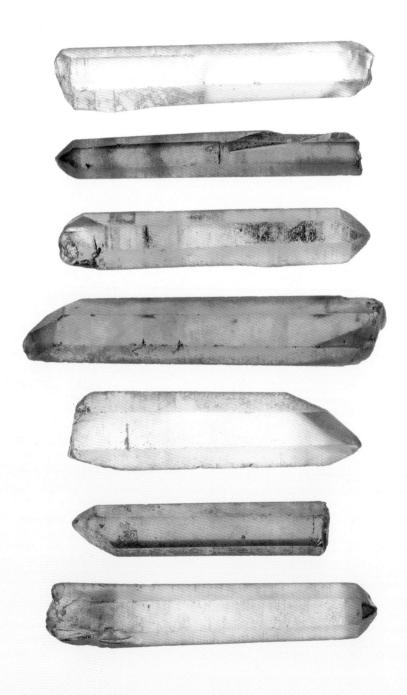

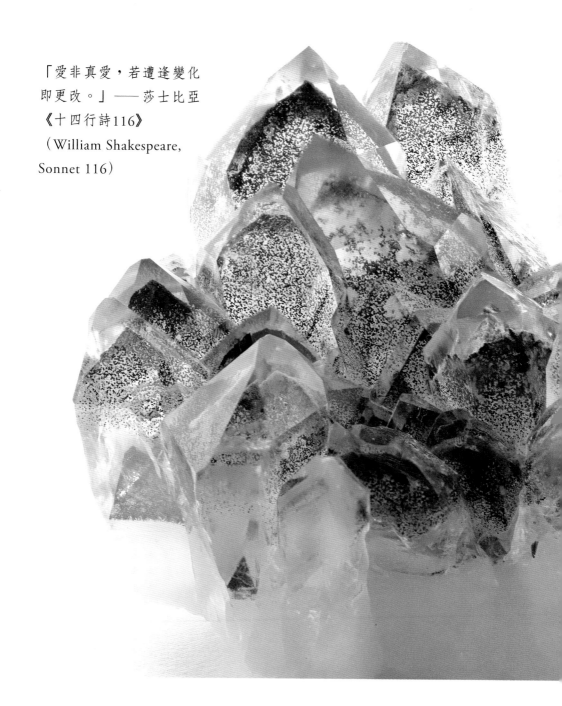

「愛非真愛，若遭逢變化
即更改。」──莎士比亞
《十四行詩116》
（William Shakespeare,
Sonnet 116）

左圖：真正的黃水晶顏色範圍相當廣，從淡黃色到
　　　深琥珀色再到略帶黃色的煙燻灰都有。如圖
　　　所見，即使是來自同一地區的黃水晶柱也有
　　　不同程度的黃色；甚至在同一塊晶體內部也
　　　會有不同變化

上圖：這塊石英在生長過程的某段時間，剛好被覆
　　　蓋上一層赤鐵礦粉塵。石英繼續往上生長，
　　　赤鐵礦就被包在裡面，形成圖畫般的剪影，
　　　看起來像「幽靈」

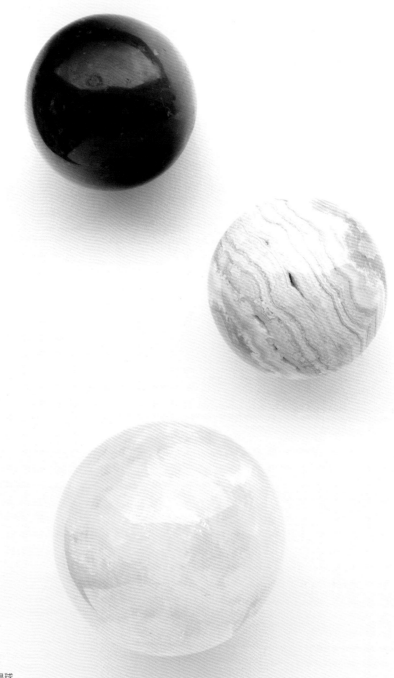

各式水晶球
左頁從上到下：黑碧璽內包矽孔雀石、藍紋瑪瑙、粉晶
右頁從上到下：海洋碧玉、鋰雲母、白水晶、松石（pinolith）

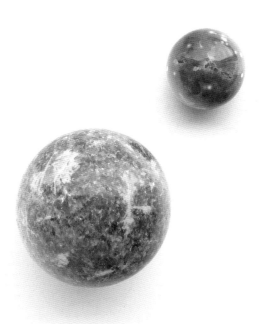

「愛是形而上的引力。」
——巴克敏斯特·富勒
（Buckminster Fuller）

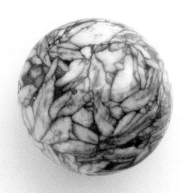

「誰知道，先是由自然、後由藝術銘刻在石
頭上的這些三角形騷動，是不是也包藏了宇
宙的一個密碼呢？」
——羅傑·凱洛伊斯《石之書寫》
（Roger Caillois, *The Writing of Stones*）

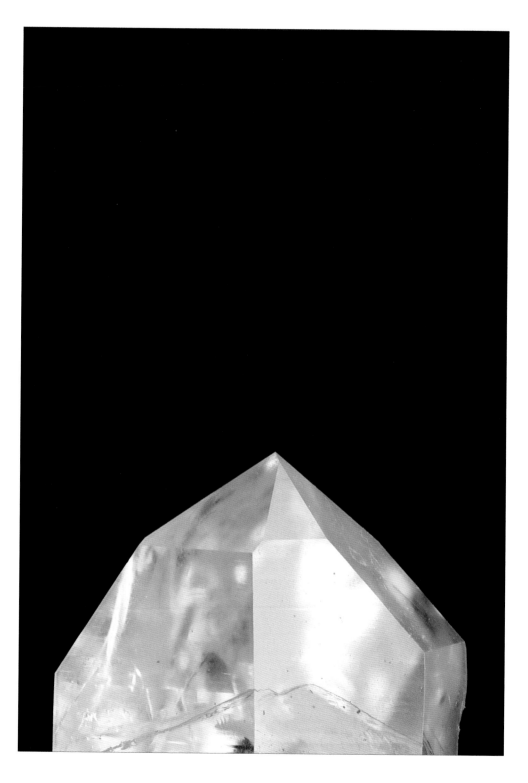

左圖：白水晶表面的天然三角形蝕刻　　　　上圖：具有天然晶尖的白水晶柱

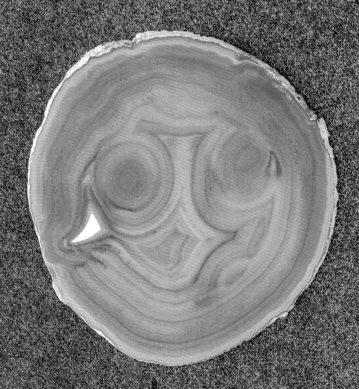

Chapter 6

如何分辨真假水晶及
避免使用人造加工水晶的原因

很不幸，形上學能量水晶的流行，造就了假水晶市場的一股熱潮。從本質上來說，形上能量學相當倚重個人經驗，因此，能量水晶的驗證機構永遠不可能存在。由於消費者並不了解市場上假水晶盛行，因此很容易被一些兜售可疑假貨的賣家欺騙，誆稱那些石頭具有形上學能量特性。雖然有些假水晶賣家真心相信他們提供給客戶的是具有支持效果的水晶，但有一些賣家只是想辦法要賺錢，因此找上了容易受騙的買家。

以下列舉幾種人工處理過的水晶，有些只是單純讓人覺得難過，有些則是已經到胡作非為的地步。我會解釋這些假水晶是怎麼做出來的、如何辨識，以及這些加工處理會對晶體的能量效果產生什麼影響。讀完本章就更能了解，真正帶有共振能量的形上學晶體與仿冒品之間的區別。

拋光過的石英晶柱

我在第 3 章提過，石英（白水晶）是由二氧化矽分子以平行螺旋形式相互往上堆疊，然後逐漸收合成單一晶尖（見第 76 頁）。但是從地面露出的白水晶，並不一定都是鋒利尖銳的晶柱。很多時候你會發現，它們被其他礦物天然包覆著，致使原本的透明度被覆蓋或變得模糊。有時，可以在不損壞底下晶體的情況下，將這些這些包覆在外的礦物層除去，但多數時候，這是不可能的。消費者不了解天然白水晶柱的價值，只相信半透明晶體會比包有礦物層的晶體「更漂亮」或更有力量，而拒絕購買天然、純正形態的白水晶柱。為了回應眾

多消費者對於「更有吸引力的水晶」之需求，許多石英礦工開始對晶體進行切割和研磨，讓這些水晶在銷售時看起來更吸引人。雖然水晶的透明度提升了，但卻是以犧牲水晶的形上學力量作為代價，因為那個神奇的、具有渦輪加速力的螺旋，原本可以讓強大能量穿過整塊晶體，精準地依循一定方向在晶體末梢尖端匯聚，現在已經被砍掉了。不僅如此，同時被毀掉的是，原本作為傳遞形上學訊息的專用通道，也就是晶體表面的生長脊和天然蝕刻，現在也已經全部被夷平了，只為了讓水晶的外觀看起來更吸引人、賣得更好。

要把一整塊水晶完好無損地從地下挖出來，沒有造成任何水晶碎屑和碎片，需要費很大功夫。但很多礦工不想花時間做這麼細膩的事情，就倉促地把水晶挖出來，於是這些水晶被敲敲打打、反覆折騰，最後遭到損壞。他們認為，之後再去打磨輕鬆得多，反正，這些改造過的水晶還是可以讓消費者掏出錢來，讓他們賺一筆。

專門從事改造水晶柱的商人在切割和拋光技術方面非常熟練，即使切割仍然可以符合水晶的原始晶柱型態。由於這些精良的技術，讓消費者很容易被愚弄，相信自己買到的水晶是沒有被人工改造過的，尤其如果晶柱沒有出現重影（misaligned phantoms）這樣的線索（見第 172 頁）。不過你還是可以從水晶底部找到大破綻：如果底部是平的，而且帶有斜切邊（削角），那很明顯就是人工拋光過的水晶。另一個線索可以在晶面表層找到。如果晶體本身沒有任何天然的表面蝕刻或生長脊，這很可能表示這塊水晶的表面已經被磨掉了。還有一種情況也很常見，水晶側面的自然蝕刻完好無損，但水晶尖端的會合面已被人工研磨成一個尖點。你會發現這種特殊處理方式到處都看得到，從大尺寸的「裝飾用」水晶，到比手指還細的晶柱都有。甚至在水晶簇上也可以看到這種處理手法，好幾個晶尖都是拋光過的，讓整個晶簇看起來像是原本就這樣完美，有如未嫁之身。通常這種工法都非常精密，但你可以學習透過仔細觀察來確定一顆水晶是否經過拋光。如果你仔細檢查，會發現經過拋光的表面在視覺和質地上都比較像絲綢緞面（satiny），而其餘部分看起來和感覺起來相對比較像玻璃（glassy）。你還會發現，拋光面的切邊略帶圓弧彎曲，而不是乾淨鋒利。你可以用一根手指沿著水晶的切邊滑過去，感覺它是鋒利的，還是隱約

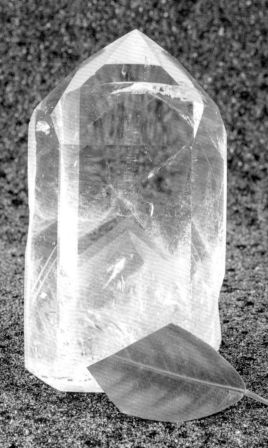

人工抛光的白水晶柱，底部有削角，而且
晶體有重影。這等於你把一片葉子的尖端
剪掉，只因它不夠「完美」

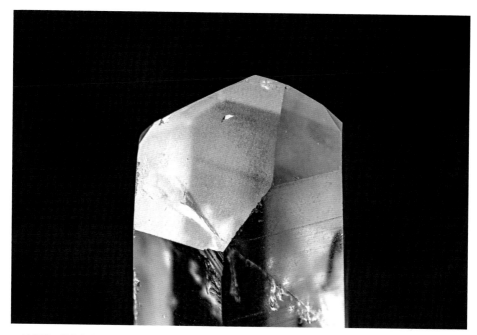

注意看，這塊白水晶的幾個晶面的紋理都不相同。其中有些晶面極為光滑，或是因為晶體的生長而出現條痕，但最大那一面質地比較像緞面。這是因為，這一面已經用人工磨掉那些看起來並不美觀的碎片和凹痕，否則賣相不好

彎曲，就可以確定一塊水晶是否有經過人工處理。

　　不過，在你感到傷心難過決定把之前收藏的拋光水晶都丟掉之前，我要告訴你，這種情況是可以挽救的。雖然人工處理過的水晶不是最理想的，但它依然是一顆力量強大的石頭，仍然可以繼續用它來進行水晶編碼、能量加速及其他的能量水晶魔法——只是沒辦法像天然的水晶柱那樣純粹和直接。就算水晶已經被人工改造過，最終能夠賦予你的石頭最大力量的，其實是你的意圖及對水晶的了解。

　　例如，我的靈性導師擁有一塊力量非常強大的水晶柱——可說是我見過振動力最強的晶柱之一。雖然有經過切割和拋光，仍然活力充沛，充滿強大的能量。這是因為我的老師知道如何跟它互動，因為他知道這塊水晶擁有什麼樣的能力、不斷給予它關注，並帶著正確意圖來與它一起工作。就像你的「知己」好朋友，他們對你非常了解，只要他們在你身邊，你的能力便可因此綻放發

何學裡，無論在象徵意義上或物理上，球體都代表了宇宙整體及當中所有可能的表現形式，可適用於任何情況，這意謂著它擁有一切創造物的能量。因此，如果將一塊水晶切割成圓球形狀，不管是哪一種水晶的能量，都能得到和諧的支撐。它與朝單一方向發送能量的單尖晶柱不同，圓球形狀能使晶體的能量朝全方向（所有方向）發送。

另一種非常有利於能量傳送的形狀是金字塔。與球體相反，以數學來說，金字塔型狀在所有規則固體當中，擁有最大的表面積與體積比。還有，當你把它放在地面上，它會是三度物理空間中最穩定的形狀，這點也跟球體完全不一樣。古人會使用這種幾何形狀建造他們的聖地，絕非巧合，因為他們知道四面體形狀可以將能量聚合起來往天界投射的道理。

不過很可惜，市面上大多數的水晶金字塔，它們的四面體形狀都有扭曲或變形，不帶有神聖能量。最好的水晶金字塔應該是等邊與等角立體三角形（角度大約是 70.53°），或是仿照偉大的埃及金字塔的幾何形狀，角度為 51.4°，這角度在數學上與 phi（黃金比例）和 pi（圓周率）有重要交集。因此，如果你發現自己被具有金字塔能量的水晶吸引，請務必確認那塊水晶金字塔符合真正的神聖幾何形狀；否則從它們內部產生的能量一定會被扭曲。這也有助於你去了解更多有關神聖幾何學的知識，深入認識這強大形狀的重要性，及它如何與你的水晶的能量產生交互作用。

如果你想要購買經過切割、拋光與造型的水晶，請務必要考慮它的製造意圖。切割和拋光是因為商業動機，還是為了想要幫助石頭發揮出其全部的能量？即使你不知道切割這塊水晶的人是誰，也可以去觀察這塊石頭在拋光過程是否有好好被照顧，看起來是不是做工精細而且充滿愛？還是馬馬虎虎隨便做一做？問自己這些問題，可以幫助你看清楚這塊水晶當初被切割造型時的意圖，因為如果你想成為一位真正的水晶收藏家，很重要的事情是，你所取得的必須是能夠充分發揮它們的能量的水晶，而且一定要支持以他們的工藝巧手，帶著愛、尊崇及尊重之心來照顧水晶生命能量的切割師傅。

熱處理水晶

　　如果你手上的黃水晶呈現出濃烈的橙黃色彩，那我必須很遺憾地告訴你，那並不是真正的黃水晶，而是經過熱處理的紫水晶。

　　紫水晶之所以呈現紫色，是因為光通過晶格中的鐵雜質之後色散出去的結果。如果紫水晶在足夠高的溫度下、加熱足夠長的時間，裡面的鐵質就會起化學反應（氧化態改變），造成光線穿過石頭之後波長發生改變。這種對晶體的永久性改變，會導致紫色波長減少，橙黃色波長增加，大大改變石頭的整體顏色，紫水晶被迫變成了黃水晶。

　　這樣做的動機是什麼？再說一次，就是商業考量。

　　一直以來，黃水晶都有一個不太精準的稱呼，為「招財水晶」。實在是因為太多人想要變得更有錢，光是這個動機，就把黃水晶推向了搶購的熱潮。人們一直不斷購買，誤以為真的會幫他們帶來財運。然而，這種對黃水晶真實能量的誤傳，帶來了一個大問題，因為真正的黃水晶其實非常稀有、不易取得，但是卻藉由一些心機手法，讓「黃水晶」的供應源源不絕，滿足大眾的購買需求。

　　雖然紫水晶在世界各地都有發現，但巴西的數量驚人，每年在那裡都可開採到數千噸紫水晶。已開採的紫水晶大概分為兩種等級——一種是較為珍貴、利潤也較高的深色紫水晶，其餘大多數是屬於等級較低、帶淡紫色調的紫水晶。因此，較低等級的「報廢」紫水晶最容易被拿來做熱處理，變成「黃水晶」。只要倒入不鏽鋼桶，放進大烤箱裡，高溫加熱大約半天，就會變成近似於天然黃水晶的橙黃色，滿足黃晶市場的飢渴需求。

雖然經過熱處理的黃水晶一樣能與顯化的能量相共振，但這樣做是要付出代價的。由於天然黃水晶是經過地球母親緩慢且耐心的巧奪天工才培育出的顏色，因此能與之產生共振的顯化能量是非常溫和的，而且顯化效能極高。但是，就像匆匆忙忙用微波爐來加熱食物一樣，熱處理的黃水晶因為製作過程倉促，讓它們的能量變得很聒噪而且太過眩目花俏。就像一個人對著商店員工大

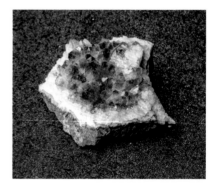

人造黃水晶，可從它的焦橙色辨識出來

吼大叫後得到她的需求，因為那位員工希望她離開而妥協。經過熱處理的黃水晶也會表現出一種強加於人的強勢能量，而不是耐心培育出能讓所有參與者都心靈滿足的結果。雖然經過熱處理的黃水晶也能滿足你的需要，但它最終顯化出的不會是你真正想要的能量。寧願等待時機，找到一塊真正天然的黃水晶，或是使用不同種類的顯化水晶——它絕對會比經過熱處理、被迫變成不是原本面貌的黃水晶能量更強大。

如果你手邊有經過熱處理的黃水晶，最好的辦法是將它拿去埋起來，讓它回到地球母親的身體裡。療癒這些被虐待過的石頭，需要花的時間可能比你的生命還要長，但至少它們可以回歸地球母親的子宮，重新再生和轉化。

雖然熱處理的黃水晶在大眾流行的能量礦石當中算是頭號罪犯，但事實上在精緻珠寶界，熱處理也十分猖獗。在業界，他們稱這種手法為「寶石優化」（gemstone enhancement），熱處理可以改變藍寶石、拓帕石（黃玉）及碧璽等寶石的化學成分，讓寶石呈現出的色彩更加飽和、強烈耀眼。但是曾經在石頭身上翩翩起舞的微妙色調和細緻紋痕，也因為這樣的處理而全部被抹去了。熱處理前後的色彩差異，就像一片長滿春天花朵的草地，對上用粗筆和花俏顏色畫出的卡通摹本。但因為很多人認為微妙、低調的色彩很單調，寧願選擇飽和與大膽顯眼的顏色，完全忽略了寶石天然顯現的就是相對低調的色彩。再者，大型珠寶公司會在多家商店裡面販賣相同設計款式的珠寶，因此他們會把

那些原本擁有自然變化色彩的寶石拿來做熱處理，好讓它們在顏色上更加一致，這樣就可以在不同零售店中銷售同款珠寶。儘管這些珠寶外觀極為誘人，但在形上學能量層次上已經遭到破壞，對你來說，其實已經不是具有能量治療作用的寶石了。

人工染色與塗漆水晶

在某些地區，可以發現顏色柔和而素樸的瑪瑙，產量非常豐富，但這些瑪瑙被認為「價值低廉」，因為它們的外觀看起來相對平淡，不像其他顏色較鮮豔的瑪瑙較受到關注。不過，有一種方法可以讓這些低調樸素的瑪瑙變得比較閃亮，那就是：染色。

要讓瑪瑙變成五顏六色，需要經過一系列殘酷的化學浴，其中一些是毒性很強的化學藥劑。石頭最終呈現的顏色取決於染色過程中使用的一系列化學品，所有的化學品最後都會被礦石吸收進去，變成華麗鮮豔的顏色紋彩。由於賣家通常不會特意提及人工處理，結果這些耀眼奪目的染色瑪瑙杯墊、風鈴和擋書板就這樣被賣出去給毫無戒心、不知情的買家，他們因為資訊不足，而誤以為自己買到的就是天然礦石。

其他礦石也會有染色的情形。綠松石是一種昂貴的半寶石，而菱鎂礦（magnesite）和白紋石（howlite）都是奶油色礦石，可以染得看起來像綠松石，買者自慎之！因為這些東西會被賣給毫無戒心的買家，讓他們自以為占了便宜——但實際上是被敲詐了。

還有一些石頭，甚至不會費工夫去染色，只是塗上一層半透明油漆而已。這些石頭摸起來觸感像蠟一樣，好像用蠟筆在上面塗了一層薄薄的顏色。與染色寶石一樣，其實很容易判斷，可以從石頭外觀顏色的濃烈度和均勻度看出來。

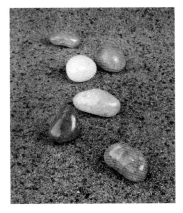

經過人工染色的石英

人工輻照水晶

令人難以置信的是，人們對於水晶和礦石的改造，還有更糟糕的手段。

人工輻照可以改變水晶的顏色。但除了科學研究上的好處之外，為什麼會有人想要這樣做呢？答案也一樣，因為商業利益，使得人工處理蔚為風行。舉例來說，白水晶在世界各地產量極高，因為供大於求，就必須創造一些新產品，以產生更大的利潤，其中一種方法就是對白水晶進行放射線照射。

當白水晶在地球母親內部接受數百萬年緩慢、自然的輻射，其晶格中的鋁離子雜質會從透明無色慢慢變成深灰棕色，最後形成「煙晶」。但是這種效果，也可以藉由將白水晶靜置在輻射暴露的機器中幾個小時，包括核反應器、粒子加速器、伽馬射線機，甚至是地區醫院裡的X光機，就可以人工產出。照射後的水晶樣本，根部可能會維持白色，但晶尖的部分會變成顏色極為飽和且均勻的閃亮黑褐色調。

與經過熱處理的黃水晶不同，黃水晶尚有一點點顯化能量，但是人工輻照的煙晶卻很可悲，形上學能量益處幾乎等於零。因為快速的輻照過程使得白水晶原本的能量遭到扭曲，無法再產生具有療癒效果的能量，不僅如此，還會讓晶體釋放出野蠻且過於活躍的能量。就像你把一隻公牛放進瓷器店裡（除非這隻公牛因為使用類固醇而產生怪異突變），它根本無法控制自己的能量，很難不帶來破壞。它已經不再是一顆療癒水晶了。

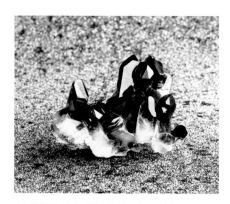

人工輻照的煙晶。請注意看，晶尖的顏色很深而且相當飽和均勻

同樣的，由於消費者特別喜歡顏色鮮豔亮麗的水晶，珠寶業界也經常使用輻照水晶。海藍寶、藍寶石、紅寶石、鑽石及拓帕石（黃玉），都有可能是經過破壞性處理的寶石，因為它會使寶石的顏色變得更加均勻飽和。這也是你要避免使用的東西，因為任何非自然輻射都會使寶石原本的療癒能量變得無效。如果你想佩戴具有療癒效果的珠寶，請去尋找天然寶石。雖然可能需要費心找尋，但還是可以透過個人珠寶商找到它們，這些珠寶商的寶石都是經過寶石實驗室認證過的天然寶石，與經過輻照的寶石不同，天然寶石可以產生對你有益的療癒能量。

人工鍍膜水晶

你只要在搜尋網站或社交媒體打上搜索標籤「#水晶 #crystals」，就會跑出數百萬張照片。最頂端出現的，有很大一部分是各種閃閃發光的七彩水晶照片，名稱包括：水光水晶（Aqua Aura）、鈦光水晶（Titanium Quartz）、天使光水晶（Angel Aura）、火光水晶（Flame Aura）、金光水晶（Gold Aura）、蛋白光水晶（Opal Aura）等。這些照片在搜尋結果中排名如此之高，真的令人非常難過，因為它說明了一種會對晶體造成永久破壞的人工「鍍膜」（vapor deposition，或稱電鍍、氣相沉積）在水晶業界有多麼盛行。這種電鍍處理法是將晶體放入真空室加熱到 1600°F（約 870℃），再將霧化金屬（例如銅、金、鈦或鈮）添加到真空室中，金屬原子就會熔合到晶體表面，形成無法去除的永久性塗層（鍍膜）。

這種金屬鍍膜可以應用在許多不同礦石上，但最常用被拿來鍍膜的是白水晶。這是因為白水晶的晶面形狀可以將電鍍後的七彩顏色清楚顯示出來，但更重要的因素是，白水晶產量豐富、價格低廉，讓商人可以藉由電鍍來賺錢。不幸的是，經過電鍍處理的晶體，以形上學和礦物學來說，等於像是被殘酷對待過的工廠養殖雞。工廠化養殖場裡的動物不會得到尊重，被電鍍的石頭也不會獲得尊崇。光是電鍍的加熱程序就可能導致水晶爆裂，這麼暴力的過程，除了爆掉的水晶之外，旁邊的水晶也會遭到破壞。

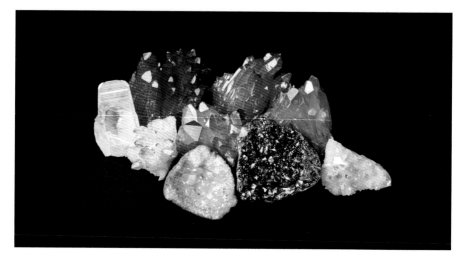

鮮豔濃烈的色彩是一個關鍵，可以判斷一顆水晶是否已經因為電鍍過程造成能量上的嚴重損害。另一種判斷方法是，如果水晶的名稱當中有「光」（aura）這個字。比如天使光水晶、水光水晶、金光水晶、粉光水晶、日落光水晶，都是屬於電鍍的水晶

此外，電鍍（氣相沉積）的過程完全跟靈性無關，不管是在外觀形狀或型態上。鍍膜的主要客戶是航空、汽車及光學等行業。它與用於電子產品半導體塗層、使槍支更耐用及在洋芋片袋子的銀色內層製造過程相同，很顯然，這些產品都跟靈性或療癒沒有任何關聯。但是因為不肖業者的推銷，或形上學界不加質疑就接受，這類水晶已經占領了水晶療癒市場。他們還把帶有七彩塗層的東西叫做形上能量水晶，並且宣稱電鍍過程是科技與自然的「煉金術合體」。

我聽你在吹牛。

這些水晶都不是真正的煉金術創造出來的，更不是形上能量水晶。事實上，這些石頭的形上能量特性已經被永久破壞了。

如果我試著跟經過人工處理的石頭做感應，絕對感應不到任何東西，因為訊息傳遞的過程已經受到抑制和扭曲，就好像用不良的音頻處理器把原本的聲音都濾掉了一樣。石頭原本想傳達的訊息，根本聽不見了，因為它們的聲音已

經被一層金屬塗層擋住；原本在水晶表面負責傳遞特殊訊息的天然蝕刻，也永遠被覆蓋起來了；晶體內部的渦輪加速螺旋所投射出的療癒能量，也已經無法運作。去除電鍍層的唯一方法是將它磨掉，但這也會磨到晶體本身，造成傷害。因為電鍍失去了水晶的治療力量，而你也失去了接受水晶療癒的能力。

很諷刺的是，這類水晶之所以大受歡迎，正是因為人們對水晶療癒的興趣。在心靈中、潛意識裡有一種對水晶外型力量的認同，但人們卻被閃閃發光的七彩顏色吸引。如果你的直覺感應能力尚未開發，也無法辨識來自水晶的能量，可能會單純接受視覺的提示，比如顏色和七彩色量，來判斷一顆水晶的力量。但就像花俏的包裝一樣，你所回應的只是外觀表象。

這就是為什麼，鮮豔大膽、顏色不自然的水晶卻如此受歡迎。它反映了一種普遍但不正確的信念，認為形上學能量是清晰鮮明而且聲音宏亮，就像那些鮮豔大膽的色彩一樣。但形上學能量並非如此，以 1 到 10 來評分，物理經驗的可觸性如果是 10 分，那麼形上學能量就是非常微弱的 1 分。但因為很多人不知道這一點，總認為精神能量如同他們在物質生活中經驗到的一樣，有強烈的觸覺，於是他們會透過鮮豔大膽、令人炫目鮮明的物理線索來尋找強大的石頭。

人工電鍍水晶，可以作為確認「水晶專家」是否真正為水晶服務的試紙，如果他們提倡使用並宣揚這類晶體的形上學特性，就可以知道，這些人跟水晶能量沒有真正的、深層的連結。否則，他們一定會發現並感受到那些水晶能量的異常。每一位我所尊敬的水晶治療師，我見過他們老老實實以真實、真心的服務來使用水晶，他們都不會支持或提倡任何被人工處理對待過的水晶。

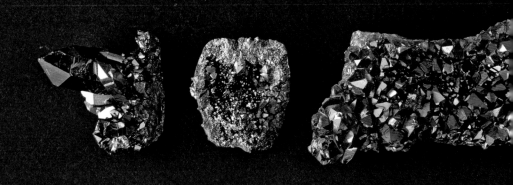

電鍍可廣泛應用於多種礦物──甚至非礦物物體上。
這裡列舉：石英、黑曜岩、藍晶石、粉紅賽黃晶，甚至還有一
隻可憐的乾燥海馬，全都被鍍上了一層霧化鈦

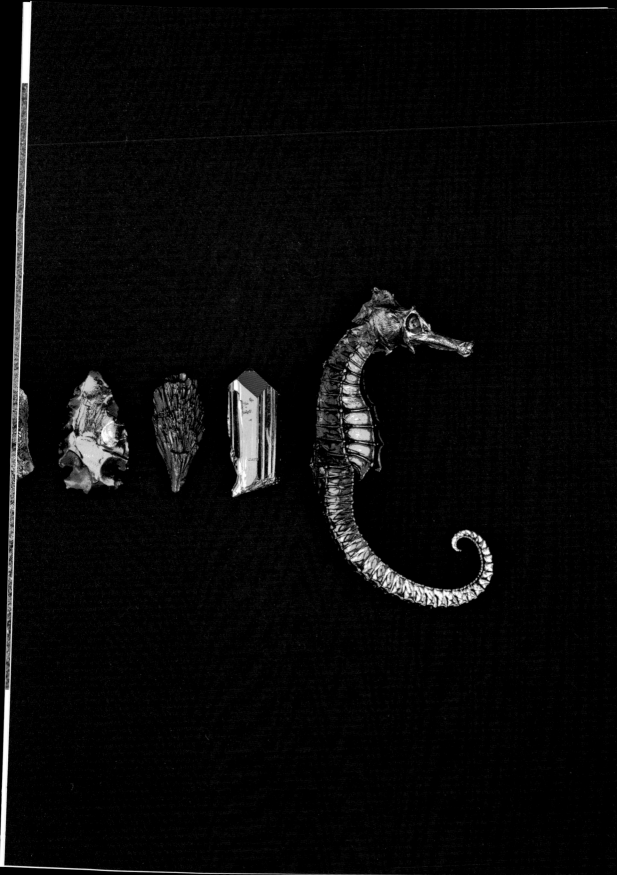

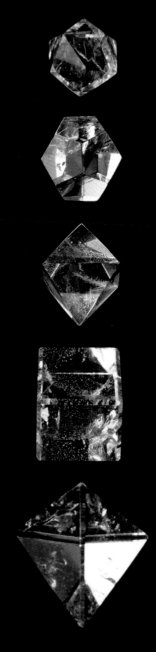

白水晶雕刻成的柏拉圖立體（platonic solids）

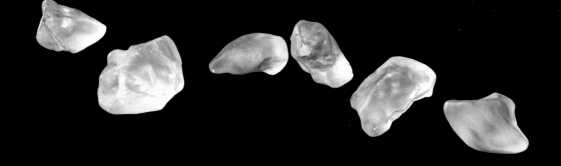

經過風吹自然雕鑿拋光而成的白水晶風稜石

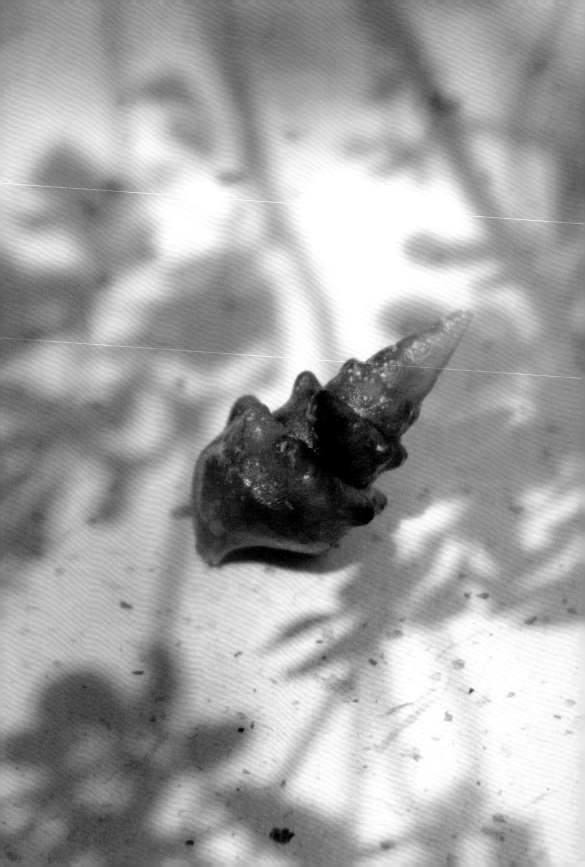

Chapter 7

建立你與水晶
的關係

基本上有兩種方法可以了解水晶的形上學特性。第一種是閱讀別人寫的東西，很多水晶書籍和線上資源都有詳細列出各種水晶及其形上學特性。只要使用簡單的搜索功能，就能找到各式各樣成千上百種礦石的晶體描述，從一般常見到極為稀有的礦石都有。

　　雖然從現有資訊去了解水晶是一種快速簡便的方法，但最大的問題是這些都是別人的資訊，依賴這種方法也表示你完全必須仰仗別人對水晶能量的解釋。但並非所有使用水晶的人都有能力、正直和（或）謙卑之心能夠準確地傳達礦石的形上學特性，有時甚至可能會傳播不精確甚至是錯誤的訊息。另一個問題是，礦石的取得是否容易，雖然有些礦山擁有非常大量的特定礦物，能夠一直不斷供應，但其他種類的礦石只在一小地區生產，標本數量極其有限。由於水晶的供應無法預測而且變數極大，因此，許多水晶百科全書裡面所列舉的礦石，到最後往往因時間演變而非常難以取得。結果，人們可能因讀到某種礦石的資訊並為它深深著迷，認為該水晶是他們獲得某種形上能量的唯一途徑。但是，該水晶可能非常稀有而且供不應求，以至於他們根本找不到，或是就算找到了，價格也是天價。於是這些追尋水晶的人心裡充滿擔憂，認為沒有這些礦石，就永遠無法獲得所需能量的支持。

　　所以，該怎麼辦呢？

試試第二種（也是最好的一種）理解晶體形上學特性的方法：**培養自己對水晶的直覺力**。

透過培養自己的直覺，你會發現自己早已跟礦石有深層且深刻的連結。你無需再仰賴其他人對水晶的說明及經驗，也不會再受限於前人寫過的礦石資訊，最後你還會發現，不管遇到哪一種石頭，可以自己接通與礦石有關的訊息，可以知道它的形上學特性，包括那些從來沒有被寫過的上千種石頭。於是，你不會再有困擾，覺得自己一定需要某種特定的礦石，因為你有辦法輕鬆找到其他跟它同樣有效、甚至對你更有幫助的石頭。

但是，就像從自行車上取下學習的輔助輪一樣，這種方法需要有信心的跨出很大一步，而且需要大量練習。一開始你可能會搖擺不定，不確定自己接收的訊息是否準確，但是透過練習，一定能夠依靠自己的直覺力和平衡力來支持自己。這本書的目的，就是要幫助你獲得力量，可以來完成這件事。

瞎子摸象

在你展開水晶直覺開發旅程之前，請容我與你分享一則寓言：

一群盲人圍著一頭大象，然後開始摸象，並各自說出他們覺得大象是什麼。有的人描述了大象的鼻子，有的人描述了大象粗壯的腿，有人提到大象的耳朵，也有人說到牠的尾巴，但沒有一個人的描述跟其他人相同。

雖然在這則寓言中，每一位盲人對大象的描述都各自不同，但他們的描述都沒有錯，每一個人都說出了他們自己對大象的真實經驗。當一個人以直覺與水晶連結時，也是如此。

你所獲得的關於這塊石頭的訊息，可能跟別人不一樣，但這並不表示你的個人經驗是錯誤的。就像這則寓言中的盲人，他們每一個人都只摸到大象的某個部位，你個人獨一無二的能量共振，也會把你「放在」與其他人完全不同的

「視角位置」。你從一塊石頭中獲得的訊息可能不足以描述「整頭大象」，但可以說出最貼近於你的這部分水晶能量。

作為一位水晶治療師，我的工作是去了解並協助傳遞給其他人關於水晶屬性的全貌（也就是「整頭大象」），但你只需要知道這顆水晶如何為你工作就可以了。你看待一塊水晶的視角及從它身上獲得的直觀訊息，皆不是偶然碰巧，而是因為你所站的位置所獲得的訊息，就是你最需要知道的。隨著時間演進，隨著你能量共振的深化和進化，它會向你揭露更多訊息——尤其是當你持續使用同一顆石頭！雖然你會從每一顆水晶得出自己的結論，但當你把筆記拿來跟其他人對照時，你會發現很有趣，你們關注的是相同的主題——雖然有時候你們的思路完全不同。你的朋友經驗到的可能是「身體」，而你體驗到的是「尾巴」；雖然每一個人都從完全不同的角度去體驗能量，但最後這些訊息還是會相連在一起。你們彼此雙方必須使用這塊石頭一段時間，才可能取得足夠的細節資訊，看到彼此的重疊之處，但其實重疊的部分早就存在。

當馬鈴薯對上馬鈴薯

你所站的位置所獲得的資訊，就是你最需要得到的訊息，除此之外，水晶的能量也會跟你個人的獨特能量產生交互作用。讓我們回到烹飪來做比喻，幫助你了解這個概念：

問：如果我們兩個人都有一顆馬鈴薯，我們會做出相同的馬鈴薯料理嗎？
答：並不一定喔！

也許你想吃馬鈴薯泥，但我想吃炸薯條；或是，你想要來一份馬鈴薯沙拉，但我想吃馬鈴薯玉米脆餅。雖然材料相同，但是烹調的方式非常多樣，水晶也是！

每一種和每一顆水晶都擁有不同的潛力，依據水晶的能量與你自己的能量和偏好，彼此相互作用，而呈現不同狀態。就跟烹飪一樣，你可能會從簡單的料理開始，比如做一大堆馬鈴薯泥。但是當你對烹飪更上手也更有自信，你就會開始嘗試其他更有趣的食譜，藉由經驗和實驗，會找到自己最喜歡的馬鈴薯料理。當你要去認識一顆水晶時，也會經歷到一模一樣的過程。

驚訝自己居然懂這麼多

培養你對水晶的直覺力，是一輩子永無止境的過程（嗯，嚴格說起來，它其實已經是好幾輩子了），所以你根本不用煩惱要立刻馬上了解一塊水晶的全部屬性。第一件要做也是最重要的工作，是去了解每一顆水晶如何為你工作，才知道它是用什麼方式在幫助你和療癒你。所以，儘管大膽跨出去，要對自己的直覺感應力有信心！只要盡心盡力，就會感到非常驚喜，原來知道的東西已經這麼多。

粉紅方解石，經過紫外線照射會變成不同顏色
左圖為自然光下的顏色；右圖是在短波紫外線照射下出現螢光

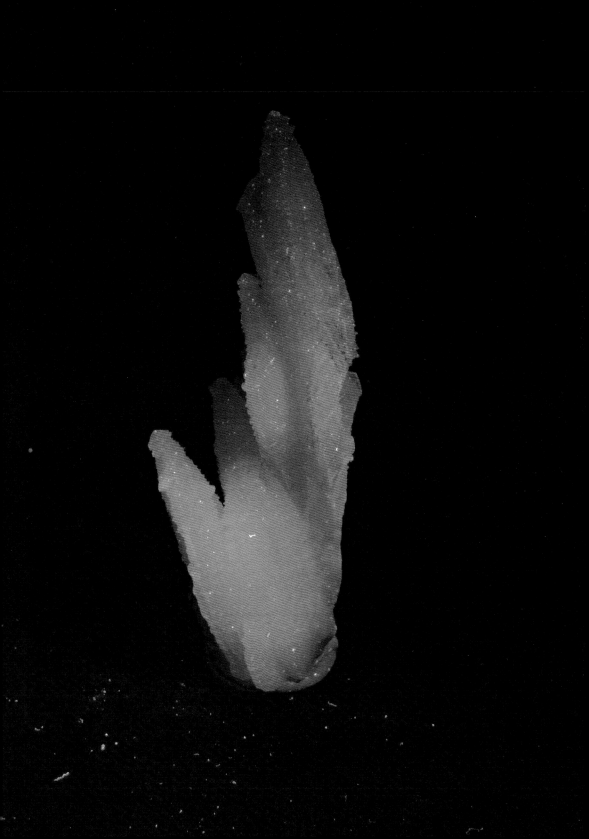

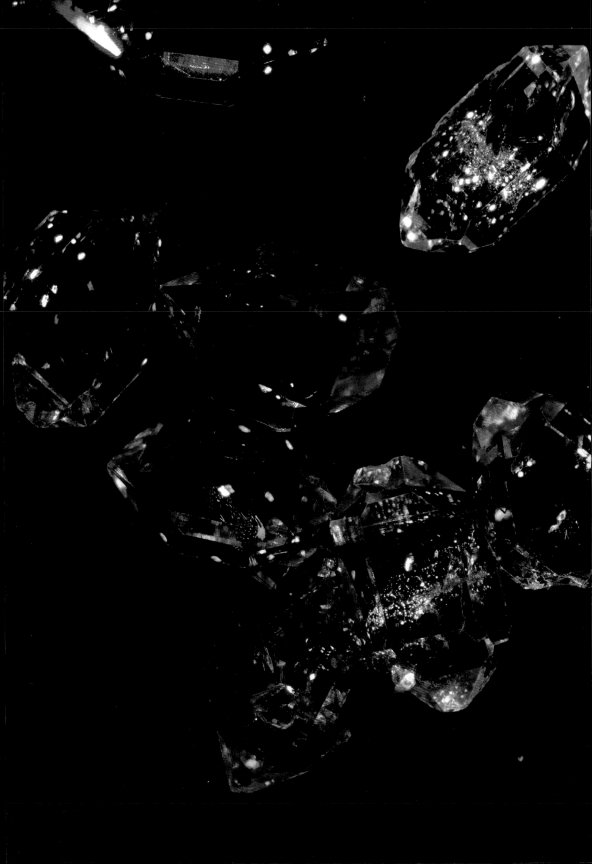

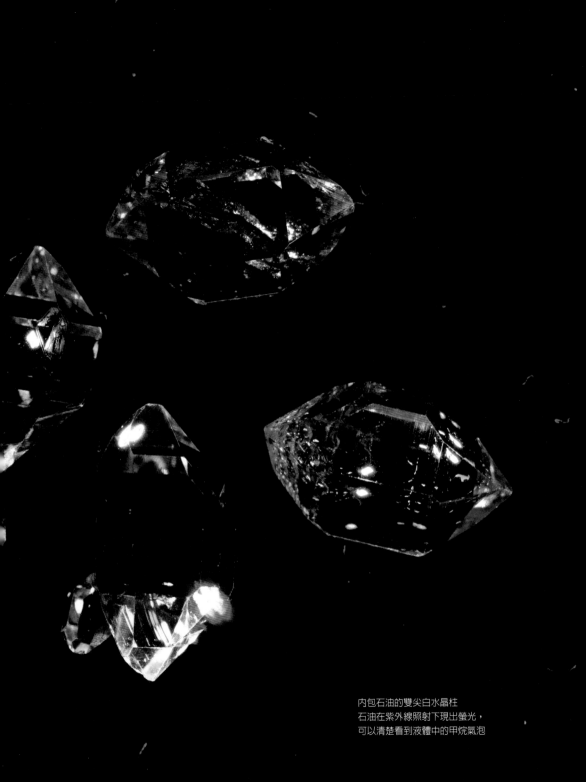

内包石油的雙尖白水晶柱
石油在紫外線照射下現出螢光，
可以清楚看到液體中的甲烷氣泡

相信自己的真實經驗

　　人們經常被宗教吸引，因為教條守則能夠提供我們一個框架，在變幻莫測的精神生活大海中指出確切的前進方向。靠著這些指引，我們就不用自己去決定什麼事情符合靈性生活，因為原則都早已訂定。有了宗教，人們更容易分辨是非，因為它提供了一些具體的原則，讓人們來衡量自己在信仰上的虔誠度。因此宗教就是有護欄的靈性生活。

　　反之，單純稱為「靈性成長」的這個領域，是指個人與神聖能量的連繫，並沒有成文的教條規則。這意謂著你要自己去尋找跟自己相應的靈性概念，而不是依賴任何人或任何老師來示範靈性法則如何運作。意即，你要依靠自己的經驗來引導自己走向真理。這是更具有挑戰性的一條路，因為它需要靠自己去弄清楚靈性生活的每一個細節。你可能仍會跟隨一位精神導師或帶路者的指引，但最終還是要靠自己來判斷他們分享的訊息是否為真。這比只是單純遵守別人訂好的規則要困難得多了。

　　在形上學流派中，有各式各樣的老師和教導。有些會如「宗教護欄」一般嚴格，有些則不然。了解自己是否走在正確道路上的關鍵是，問自己所學到的和正在實踐的是否有讓你覺得更快樂。不是指一時的感覺，而是不管過了多久，這種感覺都持續存在，不因時間而更改。你也會發現自己比以前更滿足、更平靜。最重要的是，你感覺心比以前更富有、更充滿愛。

　　當你遇到跟自己相應的靈性訊息時，你還會注意到「共振的經驗」。你經常會聽到有人說「那聽起來是真理」、「它在我心裡迴盪不已」、「我深感共鳴」，藉此來表達內心深深的同感。雖然他們可能會覺得自己是在講一種比喻，但實際上是他們真的親身感受到那些訊息。雖然他們描述的是一種聲音，但嚴格說起來，也是一種振動；而且因為振動具有特定的頻率，所以他們真正想說的是，他們對於自己所遇到的訊息的振動頻率，產生了深刻的內在反應。

　　當你經驗到共振，它會表現在很多方面。首先，一種深刻的感覺會在你內心激盪，強烈觸動你的情緒和心靈。然後，跟這訊息有關的某樣東西突然「咔

噠」一聲，非常明顯，彷彿在那一刻時間突然靜止了，感覺整個人從內到外好幾層好像被某個東西穿透。有時，你會在肉體上感覺到那個共振，突然全身一陣雞皮疙瘩、顫抖不已。不管是哪一種情況，都會覺得自己像是一座大鐘被狠狠敲了一下——而且是在你生活中很多方面。

　　如果有什麼東西讓你產生了這種感覺，代表那個訊息頻率跟你靈魂的振動完全同頻。訊息當中攜帶的「實相」，與你本身的「實相」產生了共鳴。只有當你和訊息處於同一波長時才會發生這種情況；否則，那些訊息不會跟你搭上線，也對你沒有意義。由於它與你的靈魂相共鳴，這也意謂著你只會與靈魂層面真實的訊息產生共鳴，或者，至少它是你在靈魂成長的當下這一刻所需要的訊息。

　　因此，很有可能你會與先前遇過的訊息產生共鳴。雖然那時候你可能沒有反應，但你現在會有共鳴，是因為你的振動頻率已經提升到可以跟那些資訊共振的層次。某些話語你可能已經很熟悉，但現在你對它們的感受卻完全不同，就好像你先前從未與它們相遇一樣，雖然你知道自己曾經遇到過。甚至有一些資訊你已經熟悉到不行，但現在你突然對這些訊息有了更深的理解，這也是一種共鳴經驗。

　　就是這種共振的感覺，讓你知道正在學習的資訊是否真正適合你，因為這表示你的靈魂已經對這個訊息的頻率做出了回應。每一次的共振，都是一種開悟、一個「光啟時刻」（enlightenment）——這個字的意思是指有更多的「光」進入了你的靈魂。隨著光啟時刻不斷在此過程發生，你的能量也變得「更輕」，讓你更接近神性。

　　這就是為什麼，你不需要別人來當你的「護欄」。因為在你身體裡面，早已擁有能力最強大、最不可思議也最奇妙的真相氣壓計，那就是——你的靈魂。只要你關注它，它就會一直在你身邊，指引你走上最適合你的靈修之路。

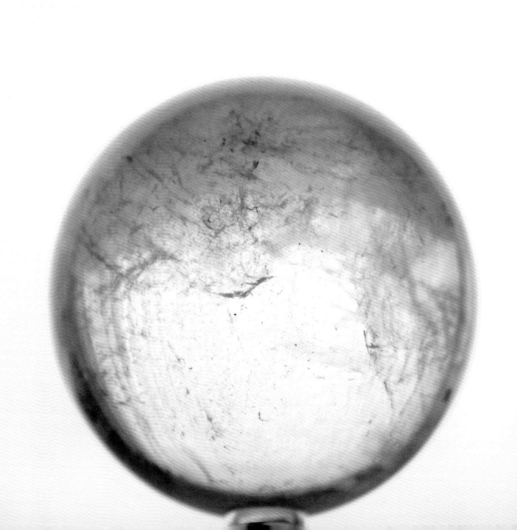

Chapter 8

開發你的直覺感應力

電影總是以浮誇的方式來演示通靈能力。例如：突然間，一位通靈者腦中閃現異象；或是在出神狀態下，他們一隻手背貼在額頭上，就開始能夠看見有人物與物體的異象畫面；鬼魂對通靈者說話，通靈者聽見鬼魂說話；或是一位通靈者發功讓書本自己從書架上掉下來、讓車子突然自動開上馬路、僅用她的心電感應力量將人們扔下懸崖！

　　就像現實生活中的很多事情一樣，所謂的直覺力，也跟電影中所演的完全不同。但是因為大多數人都是從電視和電影接觸到「通靈能力」，因此對通靈的認識很可能被扭曲。雖然有些情節畫面看起來娛樂性很強、很有戲劇效果，但卻因此造成大眾的誤解，以為通靈者就是用那種方式來接收直覺影像，電影也無法讓大眾明白，通靈能力究竟是如何運作的。雖然那樣的描述或許有一點點道理，但與實際情形相比，真的是太過誇張。就像著名的電影格言說的：「電影就是生活，只是剪掉了無聊的部分。」真正的直覺感應能力其實也包含了很多「無聊」的部分。因此，如果你認為直覺會以一種盛大、強烈的方式呈現在眼前，那麼你可能已經錯過它了，因為大多數的直覺畫面都是安安靜靜的，看起來平凡無奇。所以，與你的直覺連結，要放棄原本的期待，不要再以為通靈能力會跟大銀幕上看到的一樣。它需要你將注意力轉而專注在微妙的頻率上，在那裡，訊息經常會以一閃而過的片段形式出現。因為你是獨一無二的，直觀訊息在你眼前出現的方式也會是獨一無二。

雖然一般人都將通靈能力統稱為「天眼通」（clairvoyant，或稱靈視力），但 clairvoyant 其實是由兩個字根組合起來的，意即「清晰的視力」。不過，「天眼通」只適用於「以視力看見」心靈影像的能力，也就是從視覺上接收到圖像和畫面的直觀能力。另外還有「天耳通」（clairaudience），意思是「清晰的聽覺」，是透過心靈耳朵來接收直覺資訊的能力。而「超感應力」（clairsentience）則是指從肉體的感覺、情緒，以及其他身體感官覺受來接收直覺訊息。同理心（同情心）就是超感應力的具體表現形式；你以直覺去感受另一個人或其他生命體正在經歷的感覺、情緒和身體覺受。「超認知力」（claircognizance）則是指有一些人他們沒有受到任何外來資訊、事實或是邏輯推論的影響，就能「知道」一些訊息。你也可能是擁有「超味覺能力」（clairgusant）的人，可以從嗅覺或味覺品嚐東西來獲得心靈訊息，或是「心靈嗅知」（clairalient），意思是你可以通過心靈嗅覺或心靈味覺來獲得通靈資訊。

就像有些人天生下來就是天才型歌手，有些人是天賦異稟的機械師、運動員或醫生，你也與生俱來就擁有直覺天賦。雖然在這六種超感應能力當中會有一種是你的最強項，但你不會只擁有單一種能力，有其他的「超能力」永遠都在當你的後援。正是這種獨特的感應組合，賦予了你更全面的直覺感知力。

你天生擁有直覺感應力

我再怎麼強調都不為過：**每一個人都擁有直覺感應能力**。但是發展這份能力的關鍵在於，要了解你的直覺是如何運作的。有些人出生後就充分意識到自己的直覺才能，有些人則因業力輪迴誕生在一個會抑制他們直覺能力的家庭、社會或環境當中。還有一些人，他們出生的環境根本不相信人有直覺能力。因此，除非這些人能夠接觸一些資訊，然後去訓練和培養自己這方面的天賦，否則他們的直覺能力會永遠處於隱藏狀態，待人發現。

現在，你可能已經知道你是擁有哪一種第六感的人了。不過，為了讓這能力更加清晰，能從中獲得更清楚明確的訊息，你必須去增強此能力。然後，當你最擅長的那項直覺力充分發展之後，其他種直覺力也會跟著被提升。練習得

愈多，就會愈熟練，你也會因此獲得永不退失的能力，就像智慧一樣，會永遠與你同在。

了解你的直覺如何對你說話

培養直覺力的核心是了解符號代表的意義。

一個符號可以透過它的一般共通意義來得到解釋。例如，「心」的符號代表愛。「房子」的符號代表家或家庭生活。白色通常代表完美、純淨及天使的國度。這些例子都說明了符號具有普世認同的共通含義，就像解夢辭典對於符號所做的解釋。

然而，這些都只是符號的一般含義，你自己與每一個符號的關係，會比書本中的任何解釋都更深刻、更微妙。例如，大多數人都會同意，**蝴蝶**是轉變的象徵，但我有一位表姐很討厭**蝴蝶**，因為**蝴蝶**飛的時候毫無規則、無法預測，每次她一看到**蝴蝶**，就像看到不可控的東西。因此，**蝴蝶**這個符號對她個人與大多數人的意義並不相同。

再舉一個例子：大家都知道十字架是代表基督宗教的符號，但它還是取決於你個人對基督宗教的看法而有不同意義，十字架可能代表基督意識的盛大慈愛與恩典，也可能代表審判、偏執及嚴厲教條的能量。如果你是中世紀的蒙古人，那麼基督十字架則是代表北、南、東和西四個神聖方位。

因此，符號之於個人的含義會受到你個人經歷和成長文化的影響。例如，如果你出生於西方文化，白色房子可能代表家中非常整潔乾淨，但如果你是在亞洲文化中長大，白色可能意謂著哀悼和死亡，因此你可能會將白色房子解讀為「死亡之家」。如果你的人生碰巧同時受到這兩種文化的影響，那你可能需要更仔細去觀察符號的細部資訊，從中找到一些線索來幫助你確認，這個白色是指亞洲的還是西方文化的白，或者你自己對白色也有個人的象徵意義。舉例

來說，這棟白色房子可能是中國式的，也可能是中世紀加州現代風，或是你小時候曾經有過的玩具屋顏色。不管哪一種情況，你跟符號的個人關係都會大大影響它所代表的含義。同時也要注意，不同的細節產生什麼樣的交互作用，也會提供你關於這個符號的額外資訊。

拆解每一個符號對你個人的意義，可以幫助釐清隱藏在你的符號底下的訊息，這樣就能夠知道你的直覺喜歡用什麼樣的方式跟你做溝通。一旦更認識你自己的符號，就有辦法開發出在其他占卜方法方面的天賦。例如，用水晶球來做預測，透過符號讀取資料，如同你從天上飄過的雲看出它的形狀，某些水晶球算命師會從水晶球內部出現的紋痕、氣泡及內容物來找出符號。當他們看出某個符號，就會去查閱自己的符號辭典，拆解符號代表的意義，然後將資訊傳達給問卜者。這種從一個心靈媒介物來「看見符號」的技巧，就是所謂的占卦（scrying），這也是其他類型占卜算命的基礎，比如使用茶葉、咖啡粉渣、火焰、煙霧、水，甚至是光線在牆壁上跳舞呈現的圖案。不管是哪一種方法，占卜師都要去尋找符號。但是，這些情況下會出現的符號，一定是跟該占卜師個人有關聯，否則那些符號根本不會出現在他們面前。

了解你的個人符號，對於解釋你的夢境也非常重要。當你在肉體清醒狀態，你的感知力是集中在線性時間軸，有先後順序的。但在夢境中，時間是靈活有彈性的，可以相對輕鬆地向前和向後移動——這是標準的多重次元空間才會有的經驗。但是你夢境中看似隨機發生的事情，實際上是多重次元空間的資訊經過壓縮之後的結果，這樣才能符合你的線性時間感。因為這是你的夢，所以它使用的是你的符號，你就是最佳的解夢人選，只有你才真正知道這個夢要告訴你什麼事。

所以，既然你已經明白個人符號的重要性，接下來，就可以開始記錄你生活中出現的各種符號囉！

其實，你早就在做這件事了……

練習 4

學習運用你的直覺

提醒：如果你還沒有完成之前的練習，請在這裡暫停一下。
回到前面章節，按順序把所有的練習都先做完！

現在你已經完成之前的練習，該是時候把你的層次往上提升了！還記得練習 2（第 50 頁）的觀察筆記嗎？雖然是觀察力的練習，但其實也是收集符號的練習喔！以下是現在要做的事：

1. 翻出你筆記上列出的觀察清單，開始把你看到的所有「符號」都圈起來。每一個物體、顏色、聲音、身體五感觸覺經驗，全部都畫上圈圈——任何可以被當作符號來解釋的東西都可以。如果你有用到形容詞來描述某樣東西，比如「藍色房子」這樣的複合詞，請把它整體當作一個符號圈起來。

2. 翻到你筆記的另一個空白頁，畫出兩個欄位的表格。請在左欄依序寫下你看到的符號。有一些「複合符號」（比如「藍色房子」），則分別寫下「藍色房子」、「藍色」及「房子」這三個單獨符號。

3. 在表格右欄寫下每一個符號所對應的個人意義。以下提醒幾個重點：

* 如果你寫了「紅色」，請試著回想你看到的是哪一種紅。如果不記得了也沒關係，但如果記得，請特別註明它是屬於什麼調性的紅色，然後在右欄寫下這個特殊色調對你來說所代表的含義。

* 顏色也會影響與之搭配的物件之含義。（單單「櫻桃紅」可能代表「青春歡樂」，「車子」可能代表「從一個地方到另一個地方的前進方式」，兩個符號組合起來成為「櫻桃紅的車子」，可能會產生完全不同的含義，意思會變成「喜歡炫耀的人開的車子」）

- 類似的情況，如果你把「灰藍色的房子」寫成一個符號，請進一步詳細說明具體細節。因為一座「維多利亞時代的灰藍色房子」跟「現代化的灰藍色房子」，兩者代表的意義完全不同。

- 在右邊的欄位寫下你個人對於每一個物件／符號的感覺。如果某個物件讓你覺得很開心，可以進一步問自己，是哪一種開心。「小孩子在聖誕節早晨收到禮物」的開心，還是「週六早上可以睡到自然醒」的開心，這些都是不同類型的開心感覺。如果把你的感覺區分得愈清楚，你從這符號得到的資訊就會愈齊全。

4. 重新再做一次這個練習。看看是否還能「擠出」更多關於這些符號更深層次的訊息。寫下所有內容，即使你現在並不完全清楚那些內容。以下是幾個技巧提示：

- 要進入一個符號的更深層含義，其中一個方法就是把自己變成那個符號。閉上眼睛，讓自己進入那個符號裡面。如果你寫的是「鴿子」，你就想像你變成那隻鴿子。當你變成鴿子的身體，是不是就比較能夠了解它（你）代表的含義？

- 每一個符號都會帶有多重層次的訊息。你愈是深入去挖掘它，就能夠抽取出愈多的資訊。有一個方法可以幫你做到這件事，就是運用自由聯想，從你的生活中去回憶跟這符號有關的經驗。舉例：如果你寫的是「櫻桃紅的車子」，試著去回想跟它有關的所有生活經驗。你可能會想起來，那曾經是你很嚮往的車子，或是你在學校讀書時曾經認識一個開這種顏色車子的男生，或是你小時候曾經玩過類似的一台玩具車。然後問問自己，你跟這些情況有什麼樣的關聯。

也許你當時欣賞的櫻桃紅色汽車就是你想擁有的，開著櫻桃紅顏色車子的男孩可能是你暗戀的人，或是你去堂兄弟家裡都一定要玩那台櫻桃紅色的玩具車。與這些符號相連的回憶裡，載滿了許多訊息可供你收集。所以，如果你發現自己回憶起那個開著櫻桃紅車子的男生，你可以想想你對那個男生有什麼感覺，他哪一點吸引你，你對那個時候的自己有什麼感覺，還有，回顧你的過去生活讓你有什麼收穫。藉由把你的符號跟過去生活經驗做連結，就能夠更深入了解你的符號，從中收集到更豐富的資訊。

延續練習 2（第 52 頁）使用的相同範例，以下簡要摘錄此人所做的一些符號解碼：

符號	個人意義
街道	旅行，從甲地到乙地，一趟旅程
雙向道	更多的可能性，更多可行的方向
雙向交通	在雙向道上移動，你可以任意選擇要走哪個方向
交通號誌	情況有點緊急，迫在眉睫
閃爍燈	要小心注意，提高警覺
紅綠燈	有時前進，有時靜止不動
紅燈	警告，暫停，不是可行的點子
綠燈	心情愉快，表示朝著選定的方向前進是安全的
樹木	生命，成長，向上攀登，忍受各種氣候，生長，適應，有穩固的根基可以提供自己養分，穩定自己
人行道上的樹木	撫慰感，生命會自然成長，不是荒蕪之地
街道兩旁的行道樹	雙倍的樂趣，愈多愈開心，為我們提供更多含氧空氣，「我們一起努力」
綠葉	綠色就是生命！
混合不同色調的綠葉	新生的葉子顏色較淺，橄欖綠，「新手」，「青澀」／缺乏經驗；老葉子顏色較深，黃綠色，代表經驗豐富和知識淵博的顏色；不同色調混合代表新舊共榮
綠葉茂密	共同體，共同生活並接收相同來源的營養，一片祥和
老樹	智慧，堅忍，慈祥的人，見過世面
樹木的根使人行道裂開	造成路面凹凸不平，但你仍可在上面行走

符號	個人意義
人行道	通道，路徑，通向可能性，去某個地方
人行道上的裂縫	變化，走在路上會遇到的東西，路上顛簸凹凸不平
樹根（人行道上）	具有延續性，穩固
停車收費錶和停放的車輛	人來人往的馬路很多人停車，半路上停下來
停車計時收費錶	計算可分配的時間
停放的車輛	決定暫時休息
很多小型車	省油又省錢，在城市裡停車比較容易
出租公寓	不打算久住，不需背負房貸，隨時可以選擇離開
公寓外的紅黑相間招牌	可能會掉落地面，要小心任何危險訊號
紅色	停止，警告，注意，力量
黑色	紮實，穩固
風	溫和，舒適感，皮膚觸感很舒服
微風	移動，大熱天裡暫時得到紓解
行人走過	人們在生活中穿梭，可以見到其他人，短暫生命交會
不同年齡、種族、性別、服裝的人	各式各樣的人共同生活感覺很美好
說著各種不同語言的人	就像「音樂」有不同的節奏和旋律變化

符號	個人意義
穿紅色洋裝的主人牽著一隻狗	主人性格強悍、自信、喜歡發號施令，狗狗並不一定要拴著皮繩，但因主人尊重其他行人所以這麼做
紅色洋裝	櫻桃紅是一種引人注目的顏色，就像在告訴別人「我在這裡！」
皮繩	跟汽車安全帶一樣都是為了安全考量，比較喜歡不幫我的狗狗拴上皮繩，因為這表示彼此間相互了解、尊重、信任
梗犬	體型小，結實，能控制自己情緒
中年狗狗	悠閒，不像小狗那麼好動，但又不至於老到無法行動
牽著小型狗的中年婦人	生活經驗豐富的人，不是獨自生活，與其他生命有連結
小型狗	可隨身攜帶的夥伴，快樂好動的朋友
拴著皮繩的狗	保護同伴安全。教學，訓練，最佳演練
穿著暗藍色牛仔褲和網球鞋、身材很好的中年婦人	不是商場人士。已退休或將屆退休之齡。享受現在的生活。擁有自我、平靜祥和、自由的女人。我從她身上看到一部分自己
中年婦人	身邊有許多人圍繞的人
身材很好	感覺正向積極、不抑鬱，看起來很健康、充滿活力
牛仔褲	耐用耐穿，任何場合均可
網球鞋	運動穿的鞋子

現在你已經完成全部的習題，展現魔法的時候到了。還記得練習 3（第 136 頁），我要你寫下你想要了解的一個人生問題嗎？請把問題拿出來，然後跟你剛剛寫好的「符號與含義列表」放在一起看。

你看到你的問題和剛才解碼的符號之間有什麼關係了嗎？

你有沒有看出你已經回答了自己的問題？

你現在知道你原本的直覺力有多強了嗎？

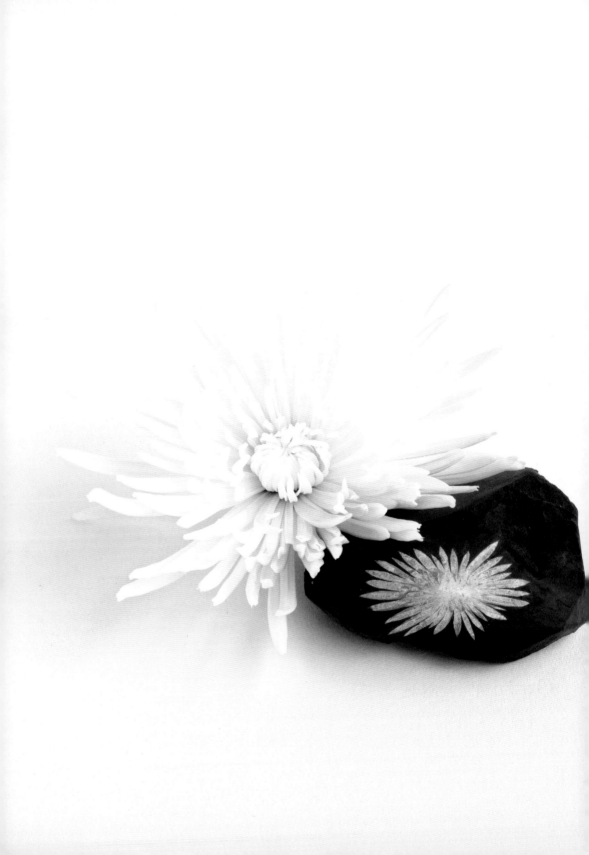

Chapter 9

了解你的直覺強項
並運用在水晶上

在我們繼續學習培養直覺力之前，我想強調關於上個練習的一個重點：即使十幾個人看到完全相同的場景，也**沒有人會做出一模一樣的符號列表**。每個人注意到的東西都不一樣，因為一個人會被什麼東西吸引，取決於他們如何**觀看這世界**。因為你觀看世界的方式就跟你一樣是獨一無二的，你會注意到的符號，一定包含了你最需要得到的訊息。跟瞎子摸象的故事一樣（第 201 頁），是你的直覺視角把你放到一個位置上，讓你看到與你個人最相關的符號。

如果還看不出你的符號和你的問題之間的關係，也請不用擔心。有時候，培養直覺感應力就像你到處在找鑰匙，卻沒發現它原本就在你手中。也有可能你事先預期了直覺力應該有的樣子，會讓你看不到眼前的訊息，你預設它應該要以某種方式出現，以致訊息無法進入你的視線之內。不過，只要你提出的問題清楚明確，就會有很多方式可以幫助你解開符號中的訊息。

有時，你需要做的就只是去深入一個符號的含義。例如，有一次在一個工作坊裡，我們正在做上述的練習，一位學員無法了解她的符號跟她的問題有什麼關聯。她提到，她先前看到一片清澈湛藍的天空，鳥兒在空中飛翔，她認為這些符號代表了輕盈和開闊的感覺。但她仍然無法理解，這跟她寫下的問題：「我的感情出了什麼問題？」之間有什麼關聯性。

於是，我請她把自己想像成那隻鳥，深深去體會在天空中飛翔的感覺，她就哭出來了。那時她才意識到，當她把自己變成天空飛翔的鳥，感受到的輕盈和開闊感，就是一種自由自在的感覺，她之前完全沒有意識到自己渴望這種自由。她的感情一直很不穩定，雖然她很關心對方，並盡其所能維持這段關係，但在那一刻，她才恍然明白，她有多麼渴望自由。

只要深深進入那個符號的感覺，她就能親身體驗到該符號的含義，而不僅僅是對那含義停留在頭腦概念上的理解。解開她的符號密碼，也幫助她清楚看到自己最內在的真實面貌。這個練習不僅回答了她最初的問題，也為她提供了訊息，讓她知道自己該如何繼續這段感情。所有這些訊息，全都都被壓縮在兩個符號裡面。

為了讓符號中的訊息更加清晰，你可以做的另一件事是擴展「覺知力」。當我們觀看周遭環境，會習慣把目光焦點放在特定事物上。比如，當我在工作坊中進行觀察練習（第 50 頁練習 2），我發現，有些學員習慣只注意建築物，其他學員則只看到大自然中的植物和其他物體，有些學員似乎比較注意人群和人們正在從事的活動。這種只關注某些類別事物的習慣很常見，但也說明了，人的視野有多麼狹窄。會出現這種情況，是因為人們會下意識過濾掉不想看見或不想知道的東西。一開始被特定主題（領域）吸引是一回事，但如果「看不到」其他東西，那表示感知力已經受到局限。如果可以練習將你的覺知意識向外擴展到通常不習慣關注的事物，感知力就會拓寬，就能覺察到更多可以解釋的符號。這樣一來，就能收集到更多符號來取得需要的資訊。

會覺得練習 2 很困難，另一個原因可能跟你先前對於直覺的經驗有關。如果你已經是一個經常在使用自己的直覺力的人，你可能會預期這個練習會跟你平常做的事情一樣。但事實上，解開符號的練習可能跟所謂的「直覺感受」和「感應畫面」非常不一樣。事實上，我們在練習 2 和練習 4（第 50 和 216 頁）中使用的例子，是一位能量治療師所寫的，她一開始也沒有看出她的符號和她提出的問題之間有什麼樣的關聯性。真正幫助她更深入理解符號含義的，是深入符號細部的練習。除了擴大她對周遭符號的覺察力之外，還進一步深入

每個物件的細節。她不是只僅僅解釋「小狗」這個符號，而是去解釋「梗犬」和「中年狗狗」所代表的含義。每次她對符號做分解，都會出現更具直覺力的訊息。

但對於這位治療師來說，最大的困難是她對自己即將得到的答案有所預期。這讓她無法看到，她的問題實際上已經得到解答。她的問題是：「我接下來該去哪裡？」她當時剛從原本的工作退休，而且在一座城市住了很久，該是離開的時候了。因為她領到一筆退休金，可以自由到處旅行，去任何她想去的城市。雖然她很想搬到一個新城市，但又覺得沒必要在任何地方安頓下來。她猶豫不決自己接下來該做什麼，只是清楚知道自己不該再被先前的家綁住。

我要她進一步去檢視她對符號的描述，她開始看到中間貫穿的主題。對其他人來說，樹木可能代表扎根於同一個地方，但對她來說，樹木代表著成長、智慧及穩定。她還注意到人行道上裂縫這個細節，代表「變化，走在路上會遇到的東西」。她還注意到很多代表雙向移動的符號，比如雙向街道上的交通號誌，及代表暫停與通行的紅綠燈。她甚至被這棟出租公寓吸引，立刻把它解讀為「不打算久住，不需背負房貸」！她原本預期問題的答案會是某個城市，或者至少讓她清楚知道接下來應該去哪裡。但當她整體去看她自己對這些符號寫下的個人含義，她已經得到答案，清楚知道「我接下來該去哪裡？」那就是：「哪裡都不久留！」

生活在一個迷戀「正確」的世界裡，讓我們下意識相信，每一件事情都只有「錯誤」或「正確」兩者選其一的答案。甚至從很小的時候開始，我們在學校裡的考試也是以對錯為前提。雖然我們知道真正的生活並非如此黑白分明，但這觀念已經根深柢固，已經不知不覺滲透到我們生活中的其他部分。會出現這種非黑即白二元觀點的地方，其中一個就是你的直覺，但直覺根本無關「錯誤」或「正確」，而是要引導你取得最可能接近真實的資訊。但是，因為我們已受過良好訓練，會自動將結果區分為這兩類，所以也會自動假設我們的直覺答案也有對錯之分。

這兩個例子，一個是以天空飛翔的鳥作為符號的女士，另一位是以雙向來回移動為主題的治療師，她們的符號或符號含義都沒有在對與錯兩種答案間畫上清楚的界線。相反的，她們的直覺都向她們揭露了最真實的情況，並為她們提供前進的方向。如果她們其中任何一個人決定不按照自己的直覺所提出的建議去走，也不會因為「走錯路」而收到罰單、被劃上紅色叉叉，或是受到任何形式的懲罰。她的每一次經歷都有值得學習的東西，因此沒有一個經驗會被浪費掉。只不過，她的直覺會向她呈現最能夠實現她靈魂抱負的訊息或方向。對你來說也是如此。

符號歷久彌新

符號可以讓你在當下此刻跟你的直覺連結，你不妨開始記錄和追蹤自己的符號，因為隨著時間推移，這些符號也會透露出更多的訊息與含義。當你回顧過去記錄的符號，可能會有新的領悟，是之前不曾發現的。

舉例來說，我人生中有一段時間，經常夢到自己在夢中開著一輛白色喜美轎車，那是我當時現實生活中所開的車子。起初，我覺得自己經常做這個夢只是巧合，因為我確實經常在開車，那時我有一份全職工作，同時還要上很多課。在夢境中，有時我會像職業賽車手一樣，熟練地穿梭在汽車之間變換車道。不過大多數情況下，這些開車的夢都讓我心情沮喪：我會被前面的車子堵在路上，或把車子直接開上一道垂直牆面。當這些夢境不斷重複出現，我開始意識到，這些夢可能是要向我顯示一些重要訊息，要讓我知道現在的生活出了什麼事。

最後我終於知道，對我來說「開車」是象徵從一個地方移動到另一個地方。我知道開車比走路快，但視野並沒有比坐在飛機上來得好。但至少是我自己在開車，是我在握方向盤掌控自己的去向。白色喜美是我的第一輛新車，作為一個長期住在家裡的青少年，我熱愛自由，而且強烈渴望去到外面的世界，這輛車子就成了當時的那個我，及所擁有的一切希望與夢想的代表。

這些夢境也會出現其他細節資訊，向我透露當時的生活境況及我如何面對它們。當我夢到自己像熟練的賽車手在開車，它是在告訴我，我實際生活中也能熟練地駕馭周遭所發生的情況。當我夢到我前方的車輛像牛步一樣開得很慢，表示我當時生活中出現了一個動作很慢的人或一件事情進行得很緩慢。當我夢到車子克服地心引力爬上一堵垂直牆面，我感到超厲害又驚奇，這個夢是在告訴我，我正在做一些我認為不可能的事情——同時也告訴我，我覺得自己可能瘋了才會這樣做。每一個夢境細節都為我提供了線索，幫助我看清我的生活方向，也讓我看到我可能（經常）把自己逼得太緊。

很多年後，我早已經不再夢到自己開著那輛白色喜美，突然有一天我發現一本舊的夢境筆記。其中有一頁，我寫了一個非常沮喪的夢，我要開車去洛杉磯的某地，結果在半路上完全動彈不得。雖然我的車離公路的下一個出口只差幾輛車的距離，但每一條車道都塞滿了車子，車子跟車子之間保險桿前後相碰，完全沒有多餘的移動空間。我明明離出口很近，但因為四周都塞滿了車，所以無法離開高速公路。我只能在原地等待，心情非常沮喪，一直到車潮重新開始移動。我沒見過這麼糟糕的堵車，看來是一次漫長的等待。

在我做這個夢的那段期間，我最大的願望之一就是搬到洛杉磯。我發現這個願望跟所做的夢有明顯的關聯，不管是真實生活還是在夢境裡，我都對我的目標遲遲無法實現感到極度失望。我一直不想聽這個夢要對我說的話，但我知道它在告訴我，我一直沒把人生目標放進時程表裡，我只是選擇等待。確實，我搬到洛杉磯的夢想延遲了很多年，在那段時間，我不斷跟生活奮戰，但卻沒有充分利用當時的處境。

當我再次讀到舊的夢境筆記，已經是我在洛杉磯開心定居了好幾年之後。我重新閱讀那些記錄，發現所有隱藏的訊息一覽無遺，我嚇到目瞪口呆，才終於明白我夢中的那些符號是代表什麼意思。因為在夢裡，我離高速公路出口只差幾輛車的距離，我感到焦躁不安，覺得原本應該可以很快離開車陣；而夢中的公路出口，在現實生活中就是通往我洛杉磯公寓住處的出口。

在我做那個夢的時候，完全不知道它包含了跟我未來有關的訊息，只知道它確實是我當時生活中發生的事情。雖然很多夢我已經不記得，但這個夢實在太鮮明，讓我印象太過深刻，每次回想起來都能立刻感受到它在夢中帶給我的感覺。我在夢中的感受比我那段時間的真實生活記憶更強烈，當時我感覺自己一直在移動，卻不知道要去哪裡。這些與我當時和未來相關的直覺訊息，全部被壓縮在一個夢境符號裡。我花了很長時間才終於明白我的夢在告訴我什麼：我已經非常靠近我的目標（從出口通往我在洛杉磯的第一棟公寓），但我需要花一些時間（堵車），才能到抵達我的目標，因為當時我所處的環境讓我不得不屈服（全部事情塞在一起讓我動彈不得）。

現在我已經很少夢到自己在開車，實際上開車也已經不再像狂躁的青少年那樣瘋狂飆車。這些年的人生經驗給了我更多智慧，讓我明白移動並不一定等於前進，現在的我已經比較知道如何隨著生命的順流，同時坐在駕駛座上握好自己的方向盤。有時碰巧夢見開車，我也會記錄下來，因為這些夢境常常跟我青少年時期的夢有重要關聯。每隔一段時間，我就會夢到自己在開車，讓我知道我目前的生活狀態，我所開的每一款車型也會告訴我不同訊息。如果剛好夢見開的是白色汽車（就像我十幾歲時的那台），我會特別注意自己是不是對什麼事情感到焦慮，因為我的夢會提醒要去注意任何可能捲土重來、對我無益的舊習慣。如果我又夢見我的老喜美，那可能是更嚴重的警示，要我注意自己的生活。如果我是夢見目前自己開的這輛車，像一個負責任的成年人那樣，那表示我已經漸漸養成沉得住氣的習慣。

隨時隨地接收訊息

現在你已經了解，符號擁有開啟你直覺訊息的鑰匙，是你接收直覺訊息的關鍵。現在，你可以將上個練習裡的符號添加到你的個人符號辭典中了。除了幫助你連結你的直覺，你的符號辭典還可用於占卜或解夢。你在拆解符號方面付出的努力愈多，就愈會去關注出現在你身邊的符號，也能夠從這些符號當中獲得更多直覺訊息。一段時間之後，當你持續為你的個人符號辭典添加細節資訊後，就會發現更深層次的含義，而且每一個符號的不同層次含義也會讓你更

了解這個符號的整體意涵。隨著你的符號一次又一次出現，你會開始看到它們彼此之間正在形成重要關聯，這些關聯也會隨之賦予符號更多的資訊。

這些都是為什麼要花時間深入探究你的個人符號的原因。不管你從哪一個方向深入，它都能夠進一步為你提供更多的資訊。同時，你的直覺洞察力也會更加清晰，慢慢的，你就能夠隨時隨地接收大量的直覺訊息，包括最微小的細節都能接收得到。持續不斷去探索你個人的符號含義，會大大幫助你更信賴自己的直覺感應力。雖然確實需要費更多工夫，但有一部屬於你個人符號辭典，總是比通用的符號辭典有用得多。

發掘你的直覺強項

請再看一次練習 2（第 50 頁）你所寫下的觀察表。除了視覺上的觀察，是否發現你也寫了很多你聽到的聲音，比如某人車裡傳出的音樂聲或樹葉在風中搖動的聲音？或者，你能感覺到空氣的溫度和濕度，或是感覺到馬路對面的公車等候椅看起來很難坐？還是你聞到了隔壁店裡正在烤肉桂捲的味道？

如果你發現你對外部世界的觀察描述偏重其中一種感官覺受，那可能表示此感官覺受就是你的直覺感應力或第六感的強項所在。我想再次提醒一個重要觀念：你其實擁有每一種感官直覺力，只是你在某個特定感官覺受上的能力可能比其他的覺受更強。知道自己傾向於收集哪一類符號，會有助於了解你最擅長的直覺感應力是哪一種。

辨識並發展你的直覺優勢，可以幫助你了解自己的心靈感應能力強項究竟在哪一方面，因為那表示你不僅擁有某種感官覺受力量，也擁有特殊的心靈感應天賦。你可能會發現自己特別能夠跟動物進行心靈溝通，或是能夠從心理上診斷出人們的身體健康問題。你也可能會發現你有能力與亡魂溝通，或是感應到天使的訊息。也許你的強項是塔羅占卜解牌，或是幫忙尋找失物。心靈感應能力有上百種，你一定可以從中發現自己的天賦所在。

你隨時都可以針對你有興趣的心靈能力去培養技巧能力，即使你不是天生就擁有那種力量，就像彈吉他、速讀、木雕、或是玩飛盤爭奪戰，都可以透過訓練來增進技巧。同樣的，你也可以在精神領域提高自己的技能，包括同理心、溝通能力及水晶治療！

接觸感應

接觸感應（psychometry）是透過直接觸摸一件物體，以直覺感應力來讀取這件物體的能量和訊息。它是一種特殊的心靈感應術，經常被用來收集一件物體的過往歷史或擁有該件物體的人有關的資訊。不過，接觸感應也可以用來感知一件物體所產生的形上能量——比如水晶的能量。

透過接觸感應從晶體獲取的資訊，會比你藉由直覺感應了解某件物體的歷史訊息來得更為抽象。歷史訊息會比較直接，而接觸感應晶體資訊則比較空泛飄渺和抽象。**所以，重要的是，不要預先判斷你會出現什麼樣的回應。**很多時候，你可能認為那些直覺印象畫面沒什麼重要性，或者認為那是自己編造出來的，但通常它可能是最準確，也最具深刻見解的。接下來的練習，是我在工作坊上教導學員的內容，已經有太多這樣的經驗，很多人都認為那些直覺畫面沒什麼重要、不夠有說服力，所以沒有把它們寫下來，結果後來都證明他們的直覺是正確的！**所以，請把你看到的一切都寫下來！**

此外，請使用你全部的感官直覺力，跟隨你腦海中出現的每一個念頭想法、感覺和聲音，看看它會帶你去哪裡。把看似隨機偶然出現在你腦中的每一個想法和記憶都寫下來，包括你感受到的每一個情緒和感覺，即使那個感覺只是一閃而逝。寫下你身體所感受到的感覺，及哪個身體部位有那種感覺，如果你感覺你的身體想做出什麼動作姿勢，也請說明那個姿勢感覺像什麼。有時候你會得到一個文字。全部都把它寫下來！

下一個練習是學習培養你的直覺力，並讓它更加敏銳。擔心訊息的「正確與否」，會破壞這練習的用意，因為直覺並不是這樣進行的。培養你的直覺力，意思是讓你收到的心靈畫面能夠更加準確、更詳細，也更清晰。如果你發現這練習對你很困難，那表示你太努力想要得到「正確」答案，而沒有讓影像畫面自然通過你。不要擔心你會得到錯誤答案，或是擔心是否具有心靈感應裡。請記得，這是培養能力的練習，所以請對自己溫柔一些。其實，心情放輕鬆會讓你的直覺接收力變得更強。

　　你已經準備好要了解跟水晶連結的方法了嗎？

實際用水晶來練習

提醒：如果你還沒取得練習用的水晶（參見第 23 頁），
而且前面的練習也還沒做完，請回到前面按順序完成所有練習。
學習完以下內容之後，你會完全被改變。
所以，請好好把握你給自己的驚喜。絕對值得！

需要準備的東西：

* 朋友幫你分開包好三顆小水晶（你不知道是哪些水晶），並分別標上 A、B、C。

* 密封的信封，裡面有這三顆水晶的解密鑰匙。

* 一個計時器

* 一本筆記本

第一部分

1. 將標有字母「A」的那包水晶握在手中。用哪隻手握石頭都可以。但請不要用擠壓的方式來猜測石頭的形狀或質地。

2. 計時器設定五分鐘，然後開始寫下你對這包水晶的直覺印象。把你腦中浮現的內容全部依序列出來，寫成一欄中。以下是一些重點提示：

* 不必寫下你對這顆水晶的純粹物理印象（比如，感覺起來有多重或多輕），而是要寫你對這顆石頭的直覺印象。再次提醒，這些印象會以看似隨機的念頭、感覺和記憶之形式出現。出現什麼就寫什麼，記住不要對自己自我審查。

* 如果幾分鐘後你發現自己沒什麼想法出現了，請將石頭換到另一隻手，也許會觸發更多訊息出現。

* 如果你感覺自己已經沒什麼想法，就靜靜跟這顆水晶共處。最好的情況就是，你已經不再把注意力過度聚焦在這塊石頭上。放鬆會出現更多訊息。

3. 創建屬於你自己的辭典。在你寫下的感覺印象旁邊，寫下它們對你的意義。就像練習 4（第 216 頁）當中針對符號所做的練習一樣。

4. 針對另外兩包水晶，重複 1 到 3 的步驟。

5. 先只打開解密的信封。**三顆水晶現在還暫時不要拆封，然後翻到第 330 頁的〈水晶索引〉**，裡頭有介紹每一種水晶的特性。先把這些資訊放在手邊，方便下個步驟使用。

6. 翻開這三種水晶的資訊，然後跟尚未拆封確認身分的三顆水晶做對應。現在把包裹拆封，查看每一顆水晶。

7. 翻出你剛才根據直覺寫下的每一顆水晶的訊息。有沒有看出每一顆水晶的形上學特性與你寫下的內容有什麼樣的關聯性？

以下是一位女士做這練習所寫的內容摘錄：

*   像蜂蜜一樣的濃稠流體：感覺起來很濃稠厚重。帶有某種可以移動的物質。
*   柔軟、淺綠色：是讓人感到祥和、平靜、撫慰的顏色。
*   從外向內看：一個觀察者，正在觀看。
*   一片綠色的雲飄過我的腦袋：看到一棵大樹在一片草地上，是山坡上的一片草地。可以讓人坐在那裡讀書、看綠色田野風景。我看到一位穿著洋裝的女孩坐在樹下看書，旁邊還有一位她心儀的男人。畫面看起來像一部電影或一則故事。充滿愛意。
*   動作像是飄動散開的雲。出現一個窺視孔。飄動的雲可能也有出現在上個畫面中。

*   平靜的感覺。躺在樹下的青草堆裡，春天時分，溫度大概攝氏21度，空氣清新乾淨，微涼：這個場景很熟悉，很像我高中和大學時代的校園。在高中和大學時期，我有一個大自然「祕密基地」。雖然我人生中這段時間發生了讓我心碎的事情，但那幾年我過得非常快樂。（哇！我在寫符號含義時都沒發現到這些。之前我只寫了一行！）

進行第二部分之前，請務必把練習 5 的第一部分完成。

第二部分

在一次工作坊裡，有人手裡握著一塊尚未確認身分的水晶，想起小時候和父親坐在戶外曬太陽的記憶。記憶中，她感到安心滿足、很快樂，讓她想起那段童年生活過得非常開心。當我告訴她，這種水晶可以帶給人自我安心感、讓人對自己有自信，她開始哽咽起來。她發現，在這段童年記憶裡，她確實無憂無慮，一直都很開心。這種安心滿足的感覺創造了一個正向能量的環境，讓她平時的缺乏自信的狀態消失無蹤。水晶在提醒她，要為自己營造一個環境，在那個環境中，她能夠感到安心滿足，自然而然焦慮感或缺乏自信感就能夠消除。

這就是你以直覺跟水晶連結時會發現到的訊息。你的目標是去了解水晶可以帶給你什麼樣的幫助和支持。只要透過直覺與水晶做連結，同時去發現水晶的能量與你的能量之間的互動關係，就能達到這個目標。就像你的個人符號一樣，你從水晶中獲得的訊息，也會是跟你的能量最有關聯的資訊。

因為我的身分是水晶治療師，所以我有機會看到同一種水晶如何在不同的人身上產生作用。因此，我也比其他人更有辦法整理和歸納出某種特定水晶對一般人的共通效用，然後與大家分享。但是，除非你的工作也是專門使用水晶來治療別人，否則，了解水晶對別人的效用並不是那麼重要。因為你的主要個案就是自己，你最需要的就是水晶能夠為你產生什麼樣的效用！

這就是為什麼，直覺印象跟你的個人生活如此密切相關，並且會以記憶的形式隨機出現。根據上一頁那位做完練習 5 的女士所寫下的內容，她首先取得的直覺印象是跟質地和顏色有關。她深入這些符號之後看到一個景象，感覺就像在看電影。接著她發覺她看到的畫面其實跟她個人非常有關，她實際上是那個畫面裡的主要角色。雖然她列出的每一個符號也都很重要，可以單獨去做解釋，但她後來寫下的影像畫面，卻顯示了跟這顆水晶有關的更深層次含義和洞察。這讓她深刻體會到，她生命中似乎缺少的某種幸福味道，並展開與這顆水晶的療癒旅程，再次與這種感覺重新連結。

從宏觀角度來看，她用來做直覺感應練習的那顆水晶（鈉硼解石／ulexite），其形上學功效是提升靈視力，並能擷取有助於個人靈性成長的重要回憶。雖然這位學員在對水晶做直覺感應時已經掌握到這些要點，但她對這塊水晶的體驗卻更為私密而且發自內心。她從水晶中獲得的領悟也更具意義，因為這些內容透露出水晶的能量是如何針對她個人而運作，也讓她清楚看到水晶可以對她的生命提供什麼樣的幫助。這也是為什麼人們無法藉由直覺感應取得一種水晶的全部特性的原因。因為人們從他們的直覺感應中得到的資訊，**往往就是他們最需要從這塊水晶得到協助的部分。**

請注意：你接收到的色彩印象，並不一定是代表你對這顆水晶實際顏色的直覺感應。回到這個例子，這位女士寫下了好幾種不同色調的綠色。但她練習感應的鈉硼解石（ulexite）其實是白色半透明的。人們經常為了他們感應到的不是那塊礦石的真正顏色而自責，他們往往會認為自己直覺感應力不足。但事情的真相是：你接收到的是跟那個顏色相關聯的符號。舉例來說，如果你感應到的是粉紅色，很可能這塊水晶本身並不是粉紅色的，但這塊水晶所提供的支持療癒能量對你而言感覺卻像是「粉紅色」。你感應到的粉紅色的不同深淺色調也很重要。也

許這種色調的粉紅色讓你回想起你最喜歡的一雙浴室拖鞋，或是最近你收到一束鮮花中就有那種粉紅色調的花，又或者是你在網路上看到那隻粉紅色的可愛小豬寶寶，甚至也可能是你喜歡的阿姨塗的口紅顏色。每一種不同深淺色調的粉紅，都會讓你產生不同的情緒作用。有些粉紅讓人感覺溫和、柔軟和充滿愛意，有些帶有童趣和可愛感，也有一些粉紅顯得很前衛、豔麗和大膽。每一種色彩的細微差別，都會提供你不同的直覺感應訊息。你可能以為你知道粉紅色對你代表什麼，但是當你深入探究它的細微差異，它會讓你看到跟這個符號有關的更多資訊。

現在，你已經了解你的直覺感應是有效而且真實的，那你知道你跟水晶之間早就存在著直覺感應力了嗎？你不需要具備特殊天賦才有辦法了解水晶的能量，只要知道你的直覺是用什麼方式與你溝通，並學習一些解讀符號的技巧就可以了。在更全面、宏觀的層次上，你可能無法完全了解一種水晶的全貌，但這並不重要，因為你很清楚這顆水晶可以為你做什麼事。

但有趣的是，你從一塊水晶得到的能量感應很可能會與其他人獲得的訊息相去甚遠。就像瞎子摸象的故事（第 201 頁），如果你把自己的筆記跟其他人的筆記，或是其他水晶參考資料（包括第 330 頁的〈水晶索引〉）進行比較，你會發現，他們所獲得的資訊跟你得到的訊息彼此之間天差地別。你的直覺感應印象可能只是別人所寫的其中一小部分，但你所感應到的可能會比他們所寫的更深入。相互對照筆記也是一個很棒的方法，可以用來判斷那個人對水晶的描述是否跟你有所共鳴。如果他們對水晶的形上學解釋與你的一致，那麼你也會從他們的教導當中獲得比其他水晶老師更多的東西。這可以幫助你去判斷，一位水晶書籍作者所寫的東西是否對你有用。

這練習要告訴你最重要的一件事情是：其實你並不一定需要透過書籍或是其他人來告訴你該使用哪一種水晶。雖然你可以對照其他人的筆記做參考，但你自己就有能力獲取和解釋各種水晶的能量資訊。你只需要憑你的直覺來選擇適合自己的水晶就可以了，因為透過直覺，就能夠了解你遇到的每一種水晶所具有的療癒力量。在接下來的章節中，還會繼續用到你的直覺感應力，來了解如何選擇水晶、從哪裡取得水晶，及如何真正跟它們一起工作。

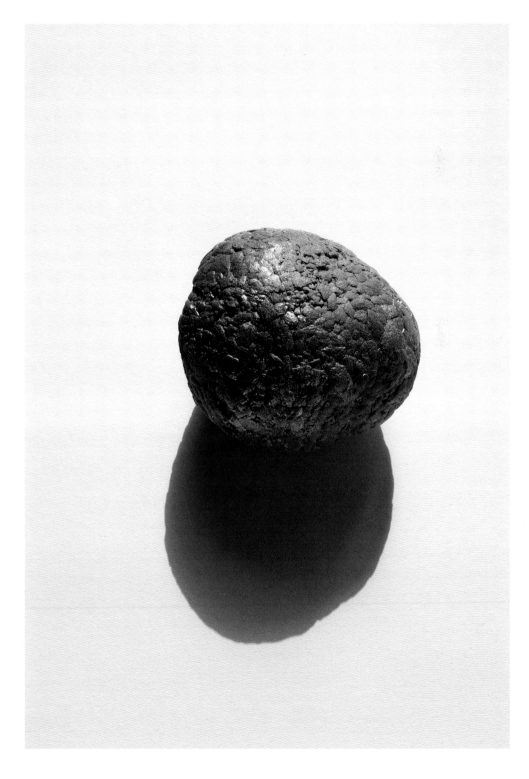

左圖：煙晶　　　　　　　　上圖：黃鐵礦球

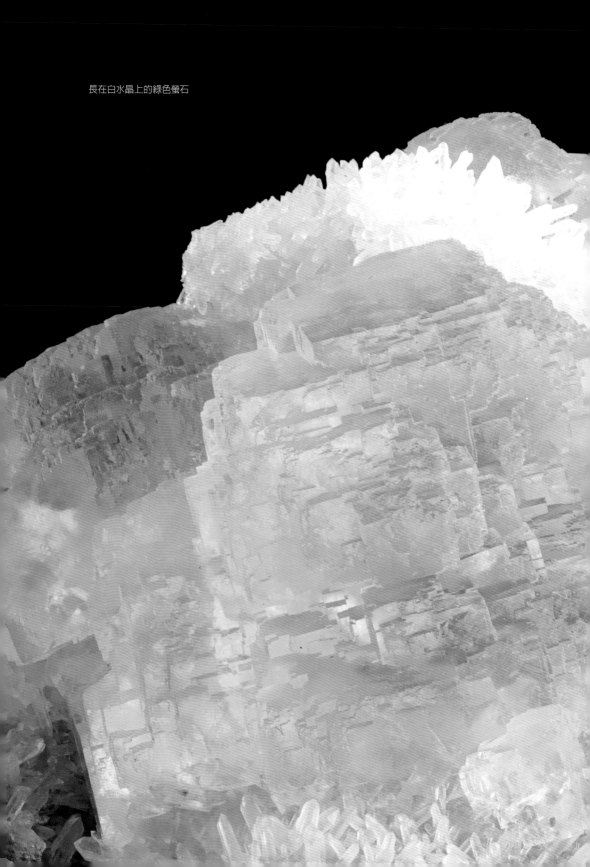
長在白水晶上的綠色螢石

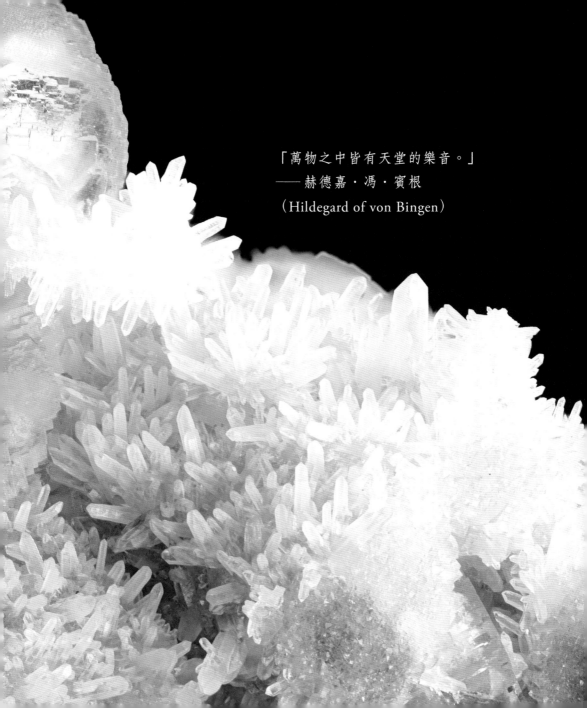

「萬物之中皆有天堂的樂音。」
——赫德嘉·馮·賓根
（Hildegard of von Bingen）

判斷描述水晶的特性
是否真確

　　許多關於水晶的形上學資訊描述，比如書籍和網路資料，都是從其他資料來源轉述的。這些資料只要被轉述一次，內容就會被改寫，最後導致原意完全遭到曲解。這種無意間造成的結果，通常是因為作者試圖用他們自己的話來傳達別人的形上學訊息所造成的。如果那位作者本身跟水晶沒有真正的連結，他們就沒有第一手的資訊可以傳達給別人，他們的描述就只會是一種「模擬」——只是在描述一種水晶之特性的表面資訊。例如 A 看了一部電影之後向 B 轉述，然後 B 又向你轉述，好像 B 自己真的看過這部電影一樣。B 告訴你的所有內容，包括電影裡面的人物、情緒感受、故事情節及電影的呈現方式，全部都不是來自 B 自己的經驗，而是從 A 的真實經驗轉譯過來的結果。同樣的，當一種水晶的形上學資訊從一個人轉述給另一個人，經過不同的人不斷轉傳，最後很可能會破碎成一堆過於簡化、亂七八糟的東西。這就是為什麼你會發現，有那麼多關於水晶特性的描述都一定會出現如：「平衡你的脈輪」、「防止精神攻擊」、「轉化能量」、「促進平靜與祥和」、「有助於改善身體小毛病」等這類非常基本的敘述，還有一堆陳腔濫調和過於籠統的特性描述。由於缺乏直接經驗，這些資訊因此遭到扭曲和稀釋，無法描述出水晶的真正力量。

　　還有一個原因是，或許作者有第一手的經驗，但是他們學到的東西不夠深入，這通常也反映了作者的靈性成長是處在什麼層次階段。如果一個人擁有靈性上的智慧，他們一定明白傳遞形上學訊息所要背負的業力責任，也一定了解，這些訊息必須出自利他、正直和慈愛之心有多麼重要。畢竟，如果被分享出去的水晶資訊是膚淺的，人們就不得不去質疑作者的動機。如果作者本身缺乏實際經驗，而且在靈性成長路上還是嬰兒階段，他們就無法理解教導靈性成長訊息所背負的業力責任有多麼嚴重。他們可能不知道，不要傳遞誤導性或不準確的訊息，這件事有多麼重要。導致傳遞膚淺資訊的另一個可能原因是，作

者想讓別人知道他們多麼「有靈性」和「會通靈」。因為受到自我的驅使，他們的形上學描述可能跟水晶本身的實際特性關連極淺，然後反而用一種誇大的方式、似是而非地去強調水晶的神祕面向，完全模糊了真正的焦點。

　　要判斷一則水晶資訊是否由真正與水晶有連結的人所撰寫，可以看他們的描述是否具體，他們不會做出過於簡化的解釋，而會詳細說明這個水晶能帶給你什麼樣的幫助。描述當中也應該要傳達該水晶的特性如何協助療癒精神面向的問題，而不是只強調可以獲得的何種有形的物質結果。最重要的是，應該要傳達出一種對於人類和人性經歷的理解與同情，至少也要以間接或隱微的方式表達，這樣的描述才有辦法被具體落實在這世界上，而且帶有一種愛的情感在裡面。

　　另外，也可以去檢視他們所描述的水晶資訊是否緊扣同一個主題。如果那些資訊看起來雜亂無章，並且在不同主題之間跳來跳去，我就會質疑作者對水晶的了解到底夠不夠深刻。這些資訊描述也應該要能幫助你清楚了解，如何藉由某種特定水晶如何幫助你解決某類的靈魂問題。如果作者對這點沒有精準的定義，那麼，我不會太相信他們所寫的內容，甚至根本完全不加以採信。

　　如果作者介紹了人造水晶或加工水晶，那你就必須再進一步檢視，看看他們是否誠實，如果有，那是為了什麼原因他們仍要介紹這類水晶。雖然我認為介紹人造加工水晶是非常嚇人的事情，不過，這本書的最終目的還是為了讓你學習培養你對水晶的直覺感應力，並得到你自己的結論，關於水晶如何在你身上發生效用。

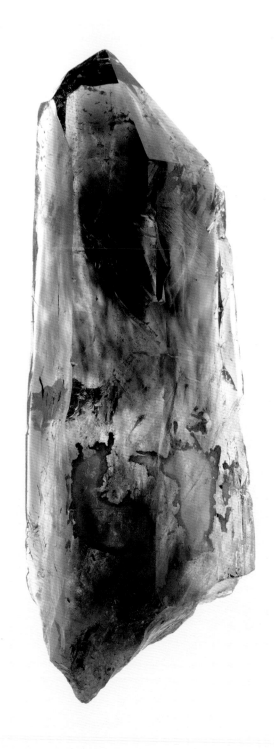

煙晶

培養你的直覺感應力，與其說是得到「正確」資訊，不如說是學習如何判斷你所感應的能量與水晶是否相對應。藉由把你得到的直覺感應跟別人做對照，你會知道誰得到的水晶訊息最能跟你起共鳴。當你逐漸深化你的靈性修行，並與你的靈魂面更加和諧一致，你對靈魂的真實性與真相的直覺判斷力，也會變得更加敏感和準確，而對方所寫的水晶資訊內容是否來自跟水晶有真正連結，你也會看得更加清楚。

　　請記得，你與水晶能量的連結經驗及對水晶能量的認識，是一趟無止境的旅程，理解的體驗將是一個不停歇的旅程，沒有終點線可以跨越。靈性雷達的磨練需要時間，這樣你才能夠辨別什麼是假的教導與真的教導。所以，要對自己溫柔一點。無論你學習什麼或以什麼方式學習，總會學到一些東西，對你的整體靈性成長和療癒絕對有所助益。

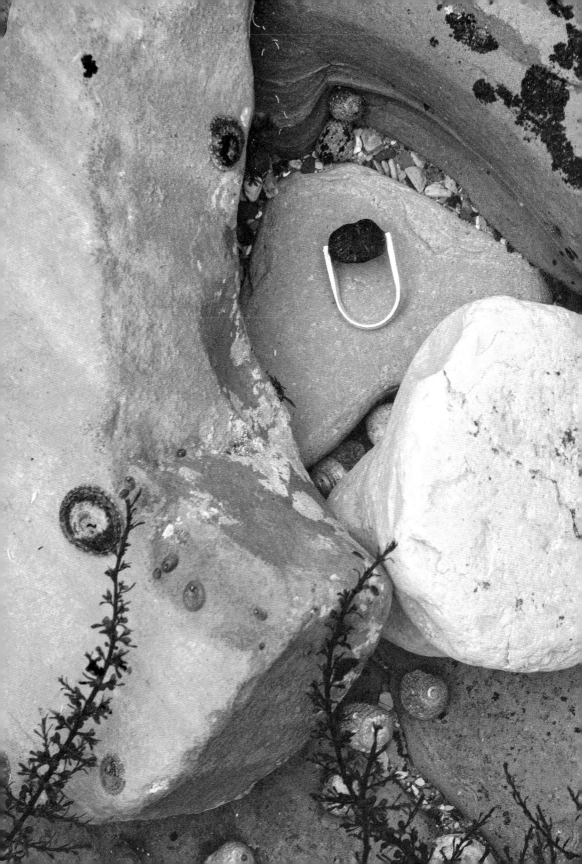

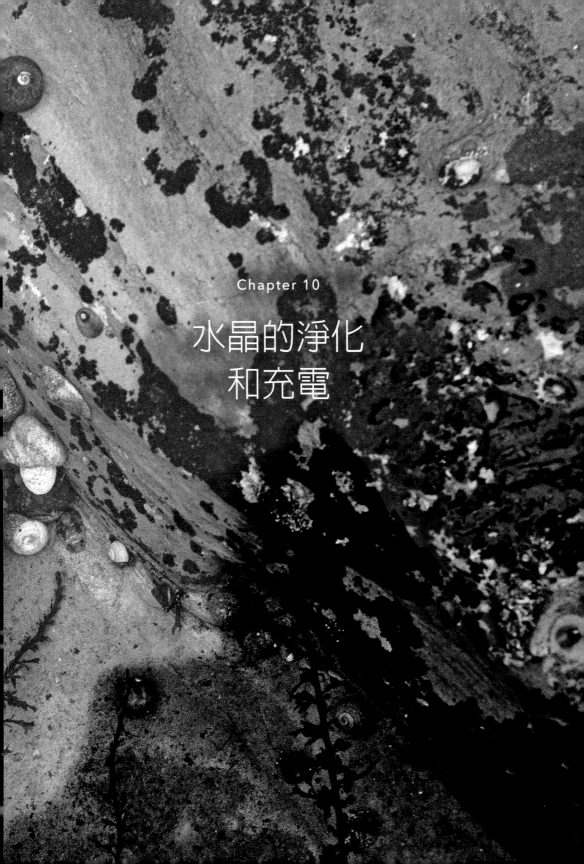

Chapter 10

水晶的淨化
和充電

在我們深入了解各種能量水晶的細節，以及使用它們來做自我療癒之前，有一件事情很重要，就是要知道如何幫你的水晶淨化和充電。

水晶本身就像你家儲藏櫃裡的食材：除非你真的把它們拿來做成料理，魔法才會顯現。惟有花心思去照顧你的水晶，並帶著感恩之心來使用它，才能讓你的能量與水晶釋放的能量協力合作、真正發揮出力量。在這支和諧的舞蹈中，你的能量會啟動水晶開始動作，透過它穩定的能量模式讓舞蹈成形；水晶會反過來將這股新的能量回饋給你，然後你接受它、經驗它，並將一股進化過的能量重新投射回到水晶身上。就這樣，為了獲得水晶的能量利益，人們必須與水晶保持著持續互動的關係。如果一個人忽視這種互動，水晶就沒有能量可以工作，這就是為什麼有人一輩子都擁有一堆水晶在身邊，卻無法真正從水晶獲得任何療癒效用。因為他們雖然與水晶共處一個物理空間，卻並沒有在能量層次上與水晶一起合力工作。

但是，即使你有意識地與水晶持續互動，一段時間後，水晶可能也會停止工作。這是因為，你的水晶已經能量堵塞了，就像鼻塞一樣，沒有空間可以繼續跟你的能量一起工作。

淨化水晶

從化學的角度來看，固態物體就是一種物質的化學鍵結將原子和分子保持在剛性形狀。如果是結晶固體，那表示它的原子是處於一種高度有序的結構，有數十億個相同的分子以井然有序的方式相互堆疊，進而形成晶體的一個固定外形。

但是水晶的建造生成過程並非完美無瑕。偶爾在晶體的晶格中，原子會被其他東西取代，甚至有時完全消失，而晶格內的這些空白空間，正是水晶收存你的意圖能量的地方！除了你主動放入水晶內部的意圖之外，水晶也會從你身上吸收能量。當你們一起工作，你的能量會在水晶的內部空間留下人工殘留物，隨著時間累積，水晶就會被這些舊有的能量訊息堵塞。當它把空間用完了，無法再有多餘的空間來轉化你的能量，水晶的能量就會變得很沉重，無法再輕鬆地完成它的工作。就像一台機器的齒輪被很多垃圾堵塞住一樣，如果能將水晶清潔乾淨，它就會運行得更順暢、更有力、效率更高。

本章後半部分會介紹所有淨化水晶的方法，但最重要的是，**你在淨化水晶時的意圖是淨化過程不可或缺的一部分**。無論你採用哪一種方法，如果你不是帶著意圖在淨化水晶，有形的外部清潔就只會是一種空洞的動作，因為是意圖背後的能量啟動和催化了整個淨化的過程。這就是為什麼，惟有帶著純淨的思想，才能真正讓水晶得到淨化。但是，如果要讓你的意圖達到真正清晰和專注的程度，可能需要一些絕地武士級別的訓練才有辦法，所以結合物理技術來淨化水晶會容易得多，因為物理上的動作，會有助於讓你的意圖集中在水晶上。

淨化和充電的差別

就像把你的車子開去洗車和加油，水晶的淨化與充電的差別也是如此。淨化水晶是清除它的能量碎片，使水晶能夠以最純淨的方式投射出它的能量。當水晶已經被淨化，內部不再有其他能量，就會回到原始的最佳狀態，可以讓你

將意圖放入其中。充電則可以為水晶提供額外的能量，讓你的水晶能量在下次淨化之前，能夠維持更長的時間；充電還可以增強你置入水晶的意圖。

淨化水晶是絕對必要的，但充電則不一定需要，你可以自由選擇。但是，你如果打算為水晶充電，就必須先淨化你的水晶，免得有任何舊能量或垃圾阻擋你設定意圖。以這兩種做法來說，淨化需要花的時間會比充電更長。

以下我所介紹的方法，其中有些純粹是淨化，或純粹是充電，但也有一些方法是兩者混合。要了解，這些淨化和充電的流程是一個連續過程，就像你每次與水晶互動，水晶的能量都會把你當做一個不同的獨立個體，淨化和充電方法也是如此。剛開始，你可能會發現淨化和充電方法分開進行（初學者我比較推薦這種方式），會比兩者混合進行的方法容易得多。

每一種淨化法都對應了土、火、風、水四種不同元素——因此，根據星座和／或天生能量傾向不同，你可能會發現某幾種淨化或充電方法將比其他種方法更適合你。但惟有當你試過所有方法之後，才會知道你和你的水晶對哪一種淨化法反應最好。

淨化與充電的方法

將你的水晶長時間放置在黑暗無光的地方，可以同時為你的水晶做淨化和充電。但由於這過程可能需要花費數年時間，因此我們需要其他方法，來幫經常使用的水晶礦石進行快速的能量淨化和充電。

以下介紹大家較為熟悉的幾種主要方法。如果你對其他方法也很有興趣，則需要先研究一下你要處理的水晶，以確保你使用的方法不會對水晶造成物理上的傷害。

煙燻法

　　植物除了具有藥用治療的特性，它們特殊的振動頻率也可以用來做能量治療。大家最熟悉的植物能量淨化法就是煙燻——燃燒神聖植物的儀式。這種方法借助的是土元素（以植物為代表）、火元素（以燃燒的煙為代表）及風元素（以煙霧飄散區域為代表）。不同的植物煙燻具有不同的能量功用，有些專門用於淨化、祭獻或招迎正向能量，有些可以同時達到這些目的，視植物的特定能量屬性而定。

　　鼠尾草、香茅、秘魯聖木、雪松及杜松，是大家比較熟悉的煙燻用神聖植物。雖然這些植物在市面上很容易買到，但對你比較有利的方式是，可以藉由了解生長在你生活周圍的煙燻植物，其生態系統中的生長與生命週期，來直接連結該植物的能量。這樣你對植物本身就會有更深入的認識，也會更了解它的能量特性，同時也能夠進一步讓你跟地球母親有更緊密扎實的連結。

　　因此，如果你真的想要使用煙燻淨化法及將它用在神聖儀式上，不妨了解一下，你所居住的地區有哪些神聖植物。也許你居住的地區可能沒有生產那些較為有名的煙燻用植物，但無論你住在哪裡，一定都會有些植物可以用來做煙燻淨化——只是沒有那麼出名而已。

　　如果你想了解你所居住的地區有生產其他哪些神聖植物，最好的資訊來源就是當地的原住民團體，因為他們長久以來都是懷著尊崇和尊敬之心，與土地上的原生植物一起工作了好幾個世代。他們及向他們學習的草藥師們，都是植物藥性資訊的重要寶庫，無論在肉體層次或能量精神層次上都是，而且他們也掌握了這些植物在其生態系統當中的生命週期之智慧。學習這類資訊，可以讓你更有意識知道如何利用植物的煙燻淨化能量，使淨化發揮最好的效果。此外，一位有責任心的老師也一定會告訴你，如何以神聖虔誠、尊重和道德的方式來採摘生長在你居住地區的煙燻植物，對植物和環境的影響降至最低。

煙燻是一種寶貴的工具，因為一切萬物，包括你和水晶都擁有一個可以聚集能量的「氣場」（auric field，或稱能量場）。有時這能量場也會聚集負面能量，使用煙燻淨化法有助於「解散」能量場中聚集的負面能量。水晶的能量場也會收集能量，因此你在使用之前必須先將這些聚集的能量清除掉，才能發揮出它全部的效果。如果你的水晶似乎開始變得「遲鈍」、無法再正常工作，那麼它很可能是被其他無用的能量困住了，這時就需要做淨化。但是請不要隨便用一種煙燻來淨化你的水晶，一定要使用「煙燻淨化專用植物」來清理你的水晶的能量。

在所有煙燻淨化植物當中，鼠尾草是最廣泛被使用、也最廣為人知。如果是專門用在煙燻淨化，光說「鼠尾草」（sage）其實有點籠統，因為它包括了琴柱草（Salvia）或艾蒿（Artemisia）這些不同品種的鼠尾草。不過，用來做煙燻淨化的白色鼠尾草（Salvia apiana），是一般公認效果最好的。如果你不是使用你所在當地原生的煙燻植物，我大力推薦可用它來淨化你的水晶。

當你在淨化水晶時，請像對待嬰兒一樣對待你的水晶，你絕對不會心不在焉一邊看電視一邊幫嬰兒洗澡，同樣的，淨化水晶時也請不要分心，要全神貫注，不要想其他事情，比如等一下要做什麼事、剛剛跟人說了什麼話等。

進行煙燻淨化時，不需要製造出大量煙霧來淨化的水晶（除非你想引起火災）。只要用一小片葉子，就可以產生你所需要的煙霧量，只要你看得到也聞得到煙，就足夠用來淨化水晶。

淨化時，先在心裡對植物的能量致上感謝之意，然後用煙輕輕在水晶四周繞圈，想像你正在用煙霧幫水晶洗澡，心中要存著一個非常清晰的意念。你正在淨化水晶時，原本緊緊附著在水晶能量場中的負面能量都可以脫離，讓水晶再次向外投射出它的療癒能量。請記住，當你用煙燻法淨化水晶時，你的全神貫注和意圖會使過程變成一個充滿敬意的儀式，也正是因為你的專注與煙燻的能量相結合，才能產生淨化效果。

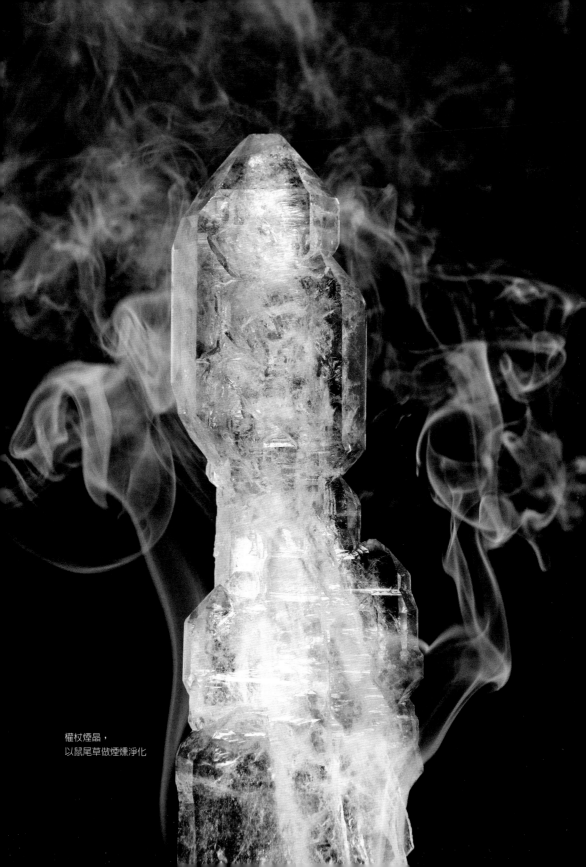

權杖煙晶，
以鼠尾草做煙燻淨化

煙燻淨化法最大好處是它可用來淨化任何一種水晶，而且因為煙燻法特別適用於清除殘留能量，如果你用鼠尾草或任何其他煙燻植物來淨化一顆水晶，也不至於會失去你之前設定在這塊水晶當中的任何意圖。

水流淨化法

水可用來清洗水晶的實體外觀，但你知道水也可以幫水晶做能量淨化嗎？水流淨化法與水元素諧頻共振，水元素主要是掌管我們的情緒感受和潛意識，由於有非常多水晶治療都會處理到這兩方面的問題，因此以水為主的淨化法就是非常理想的方式，可以幫助水晶清理因為這兩方面問題帶來的負能量。

以下是幾種不同的水流淨化法，是使用不同種類的水來淨化你的水晶。

海鹽加水浸泡

數十億年前，我們的星球剛開始是一個充滿水的球體。在廣闊水域中出現了以太陽能量維生的單細胞生命形式，隨後進化成為更複雜的生命型態，並開始在陸地上生活。先是恐龍後來是哺乳動物，隨著時間演變，現在是我們人類。人類物種得以存在，是因為從地球水域誕生的海洋祖先不斷進化、一脈相承而來，這顆我們稱之為「地球」的水晶球，海水就占了大約 71%。在所有水域當中，只有 3.5% 是淡水，而其餘 96.5% 全部都是鹹水。

鹹水就是地球的羊水。即使到現在，在地球誕生了 40 億多年之後，海洋浮游生物依然是整個食物網的源頭，在每一個生態系統中編織結網，影響食物鏈中的每一個生物。地球上的所有水最終都會流回海洋，經過過濾之後，以新的型態再生。所以，地球上的一切生命都始於鹹水，因為它就是媒介，涵藏著出生、滋養和更新的強大力量。

海鹽加水浸泡的淨化法效力強大，只需將水晶浸入摻有海鹽的水中即可，並靜置至少 20 分鐘，就可以幫水晶做淨化，如果需要更澈底的淨化，可將水

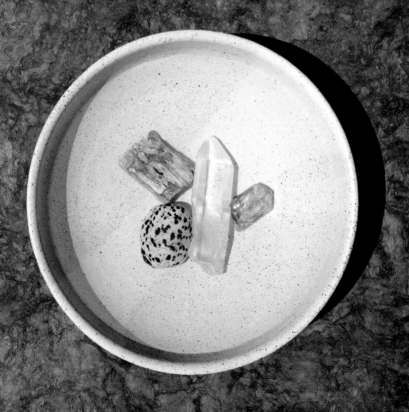

「鹽裡必定有某種出奇神聖之物。
它既在我們眼淚之中，也在大海裡。」
—— 紀伯倫《沙與沫》（Gibran, *Sand and Foam*）

在摻有海鹽的水中接受淨化的水晶
從左上順時針方向：木化石、白水晶、磷灰石、達爾馬提亞石

晶泡在此溶液中放置一夜或更長時間，直到你感覺水晶已經完全淨化為止。

雖然鹽水浸泡法的淨化力量不及天然活水淨化法那麼強大，但還是很厲害，效果也比較快，因此是我最推薦的一種淨化法。

自來水

雖然鹽水浸泡法是我最喜歡的水晶淨化方法，但如果你的水晶需要立即淨化，但環境或時間上不允許你用其他更深入的淨化法，那麼只需打開水龍頭，將水晶放在流動的自來水下，就可以幫水晶快速淨化。

有時你會非常密集使用一顆水晶，卻找不到時間去淨化它。這種情況最常發生在你每天使用的水晶上，如小顆的水晶滾石或處理大量負面能量的水晶，如黑碧璽。雖然最後你還是需要用更深入澈底的方式來淨化你的水晶，但是如果要應急，只要放在水龍頭下用自來水沖洗，就可以讓水晶的能量再多持續一天左右。

天然活水

力量最強大的水流淨化方法，就是使用來自大自然的活水做淨化。任何直接來自地球母親的水，如清澈的溪流、潟湖裡的海水、輕柔拍打湖面的波浪、來自天然溫泉的水流、或是從天而降的雨水，都有地球母親的親筆落款。因為它是從地球母親朝氣蓬勃的生命體中創造和直接誕生的，所以稱為活水，承載著地球母親最純淨、也最強大的水療能量。

活水可以幫水晶做淨化，又同時充電。如果你把水晶放在大地母親身體的活水當中，它的新鮮能量與水流的力量會結合起來，將水晶澈底淨化，同時將未稀釋過的能量注入到水晶之中。由於它的能量非常強大，水晶很快就能得到淨化和充電，大多數情況下，只需幾分鐘即可。

在這提醒幾件事：第一，如果水是污染過的，請不要用它來淨化你的水晶——因為你不會獲得你想要的能量。第二，不要把水裝在容器裡（意思是，不要把水舀到桶子裡面或裝進其他容器中，然後把晶體放在裡面），必須讓水與地球保持連結。你可以將水晶放在比較淺、有縫隙的容器或是用手捧著水晶讓水流過。不過要小心——有時水晶會因為這樣的方式再次感受到大地母親的療癒能量而感到非常興奮，以至於不小心就從你的手中躍出，跳回水裡，像是回到大地母親舒適的子宮。因此，在使用這種淨化法時，請注意你選擇放置水晶的位置，否則可能會跟它們說掰掰。但如果這件事真的發生了，而且你也找不回那些水晶，請不要沮喪。雖然你可能已經花了錢也照顧過它們，但它們原本就是我們從地球母親那裡借來的，所以，如果它們選擇回到地球母親身邊，請帶著愛和感激之心，放它們自由。

注意事項

並非任何一種水晶都能使用水流淨化法，因為有些晶體會溶於水。例如岩鹽（halite），它是天然結晶鹽，因此遇水會完全溶解。其他礦物如透石膏（selenite），可能不會很快溶解，但如果在水中放置太久，顏色就會變永久暗沉。即使晶體本身不會溶於水，如果它是原礦的形態，仍然很可能會從不同晶體聚生的連接處裂開。因此，如果想讓你的水晶保持完好無損，就必須先研究一下你的水晶是否可以用水來淨化。如果有疑問，可以選擇其他跟水無關的淨化法。

透石膏

在形上能量晶體的世界中，所有各種型態的礦物石膏都稱為透石膏——從完全透明到帶有纖維絹絲光澤，從完全無色到帶些許淺色調。雖然某些透石膏的品種是有顏色的，但為了能夠淨化你的水晶，最好使用透明或半透明白色的無色品種。

透石膏的特別之處在於它不需要你來幫它淨化，因為透石膏可以不斷地接通大量高振動頻率的神聖能量通過晶體本身，讓晶體自然被淨化。這種能量的

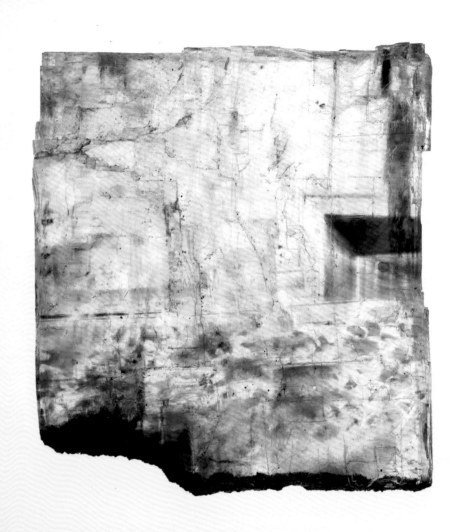

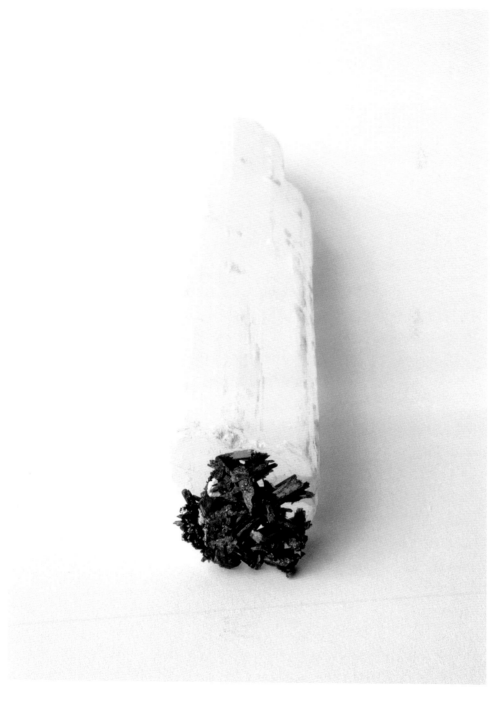

左圖：這種美麗而稀有的岩鹽絕對不能用水來淨化，整顆水晶會因此溶解，因為它的化學式是氯化鈉（NaCl），也就是我們所知道的鹽！

上圖：一支透石膏棒正在幫水膽礬（brochantite）做淨化

運動不會間斷而且力量非常強大，除了能夠自我淨化之外，透石膏還能幫其他礦石做能量淨化！

要使用透石膏來做淨化，只要將需要淨化的水晶緊靠或直接接觸透石膏即可，如上頁照片所示。將它們放在透石膏旁邊，如果可能的話，在陽光下放置一天或更長時間，時間長短取決於水晶本身需要何種程度的淨化。像鼠尾草一樣，透石膏是淨化各種礦石的好方法。透石膏的體積愈大，淨化效果愈好，因此如果你專門為了這個目的想要購買透石膏，請選擇大顆的透石膏。

月光淨化

人們經常告訴我，他們在等待滿月來淨化他們的水晶。雖然將礦石放在月光下是一種淨化的方法，也是一種與月亮能量進行儀式性連結的美妙方式，但如果你每個月只能等到一次滿月，就無法常常淨化你每天或頻繁使用的礦石。經常使用的水晶（比如赤鐵礦和黑碧璽）需要經常淨化，有時甚至每天就要淨化一次，才能達到最佳效果，因此每個月只淨化一次是不夠的。

跟其他淨化方法相比，月光的能量非常溫和，非常適合淨化具有溫和能量的礦石。對於某些暴露在強光下可能會褪色和（或）永久變色的水晶來說，這也是一種很好的方法。

大多數對光敏感的水晶都是淺色透明的，但即使像紫水晶這樣深色調的水晶，在強光照射下會讓水晶從紫色慢慢變成無色，這種轉變也會同時改變與水晶共振的脈輪。因此，如果你當初選擇購買紫水晶是為了搭配與它相應的脈輪一起工作，那麼你就要使用可以保持水晶不會褪色的淨化方式，比如月光淨化法。

通常我比較不會用月光來為水晶做淨化，而是用月亮的能量來為水晶充電，以及可以提升水晶本有的溫和陰性能量。月光的能量非常適合用在我們人生當中的過渡期，比如分手、搬家，或是用在需要自我反思與靜心內省時。在

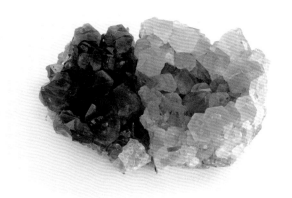

這顆紫水晶被切割成兩半，一半接受陽光照射。由於紫水晶對光很敏感，經過一年曝曬，右半邊的顏色幾乎褪光了

這些時候，我會使用月光的能量來為我的礦石充電。

　　月相週期的每個階段都會為水晶的淨化和充電帶來不同的能量，因此，如果你要使用月亮能量，了解不同月相階段能帶來什麼樣的能量是很重要的。如滿月是帶來遞減的能量，因為滿月會逐漸縮小成新月的黑暗無光，因此是屬於一種釋放性質的能量。新月是帶來增長的能量，因為這時無法看到月亮，卻是逐漸擴大邁向滿月之旅程的開端。每一個階段的能量都可以用來增強（或充電）你放入水晶當中的意圖。

太陽光淨化

　　相對於月光的溫柔、溫和及陰性能量，陽光就是陽剛的天體自然光能量。陽光的能量很強烈而且充滿活力，是屬於滋養、強化及前進的能量，非常適合用來幫礦石充電。只要不是對光敏感的水晶，並且事先用其他方法淨化過，就可以放在陽光下充電。

也可以結合上面提過的鹽水浸泡法，並將你的水晶直接放在陽光下照射來做淨化。再次提醒，只要不是對強光或水敏感的水晶，都可以將它們浸泡在一碗海鹽水中，然後放在明亮的陽光下照射。太陽會進一步為淨化水本身注入能量，隨着礦石逐漸淨化，陽光也會開始為石頭充電。

至於需要多長時間的照射（幾分鐘或更長的時間），則是取決於陽光的強度、你的礦石種類以及你想為它充多少電來決定。只要把你的水晶握在手中，以直覺去感應，就能知道它是否已經為你充好足夠的電。

日蝕月蝕淨化

由於日蝕和月蝕能與劇烈變化的能量共振，因此也可以用它們來為礦石充電。如果你感覺自己的生命變得過於停滯，希望能有所改變，可以試試用日月蝕的能量來為水晶充電，讓你生活中的一切事物晃動起來，進行一場偉大的變革冒險！雖然不管日蝕或月蝕的能量都會引發劇烈變化，但月蝕的能量會催化內在轉變，讓你自己從內部產生根本性的變化，而日蝕能量會促進外在轉變，為你生活的外在層面帶來強烈變化。如果你選擇用日月蝕能量為礦石充電，請做好心理準備，你將迎接一場潛在的動盪，但絕對是值得一試的旅程！

最適合用日月蝕充電的礦石是白水晶（透明石英）。選擇一個可以隨身攜帶、最貼近你皮膚的水晶，如袖珍小滾石，這樣在你經歷改變的過程中，它的能量可以一直陪著你。在日月蝕發生之前，到屋外去，點上一支蠟燭，把淨化過的水晶放在蠟燭旁邊。你可以先用神聖藥草幫水晶做煙燻淨化，同時先設定意圖，你希望顯化什麼樣的改變。在日月蝕發生時，依然對著水晶守住這個意圖。接下來，你就可以準備迎接有趣的經驗了！

土埋淨化

有時候，礦石的能量也會變得非常沉重，重到需要將它送回給地球母親來進行療癒，讓它重新恢復活力。你可以將一塊礦石直接埋入土中，也可以選擇

將它放在盒子裡埋起來，以便日後取回。需要掩埋多久，是依那塊礦石的能量變得多沉重而定。有些可能需要掩埋一個禮拜、一個月、一年或更長時間，取決於實際上礦石需要淨化的程度。

舉例來說，你可能會在古物店找到一塊水晶，或有人送你一塊感覺非常沉重的礦石，或這塊礦石好像已經使用過很久或先前有被編碼過。如果你用各種能量淨化方法都無法消除水晶的編碼或沉重感，那麼可能需要將這塊水晶埋到土裡，送回去給地球母親進行淨化。

要知道，用掩埋法來淨化礦石，整個過程需要花費的時間可能比你的人生更長，因此你要有所準備，在心裡要把這塊石頭放下，允許它得到澈底的淨化和清理。而這或許正是你與這塊石頭相遇的原因：這塊水晶吸引你來注意它，之後又得到你的幫助。如果你與它產生共鳴，也會更容易與這塊水晶連結，並且敏銳感覺出它的需要。你可以為水晶服務，幫助它療癒，使它再次獲得充沛的能量。或者，將水晶埋在土裡，讓它有時間可以進行淨化，然後在以後某年某月某一天被真正應該使用它的人找到。這兩種情況，都是以一種微小但非常重要的方式，透過提高水晶的能量來幫助提升整個世界的集體能量。

如果你打算將水晶埋起來，可以詢問大地母親要把它埋在哪裡，允許自己接收直覺感應或是畫面，來決定這顆水晶的去處。也有可能你會突然想到某個地方，試著用直覺去感應看看這地方是否是正確地點。如果不是，那就耐心等待，直到你強烈感應道就是那裡。記得，你想用來土埋水晶的地點，一定要獲得地主或管理者的許可才行。

你也可以選擇將水晶放到大自然活水的深處，放手讓它回到地球母親身邊，這也是一種將水晶送回地球母親去進行療癒的方法。

該多久淨化一次水晶？

問：我現在知道該怎麼淨化水晶了，那多久做一次淨化呢？
答：覺得需要的時候。

在現代的世界，我們傾向於依賴指令行事。因為我們很忙或有點懶，所以希望別人直接告訴我們事情該怎麼做，這樣就不用花腦筋去思考。但若要開發你使用水晶的技巧，就必須去了解水晶到底是如何為你工作的。你需要的不是依賴我告訴你需要每週或每個月淨化一次你的水晶，而是要培養自己的能力，當一顆水晶需要淨化時，你馬上就能知道。畢竟，目前你正在學習與水晶建立一對一的關係來深化彼此的連結，因此，學習如何傾聽水晶，對於開發你對水晶的直覺感應力非常重要。

以下就用幾個比喻來說明：

問：應該隔多久小便一次？
答：覺得需要的時候。
　　你覺得需要小便，那就去。如果你喝了很多水，可能會需要常常小便。

問：什麼時候該洗碗盤？
答：覺得需要的時候。
　　你可能會等到家裡所有的碗盤都用光了才一次清洗，也可能會隨時洗碗盤，因為你希望廚房能夠保持整潔乾淨。

問：那你什麼時候會淨化你的水晶？
答：覺得需要的時候！

到底什麼時候要淨化水晶，有個故事我很喜歡，是發生在我的個案身上，她的孩子經常做惡夢。我建議這位母親在她孩子的枕頭下面放一塊黑碧璽。幾個月後，在瀏覽社群媒體網站時，我看到她貼了一張在早餐桌上和女兒一起做手工藝的照片。母親在說明文字中寫著，她的女兒最近又開始做惡夢了，但她發現到自己近來好像都沒有去淨化女兒枕頭下的黑碧璽，於是她幫水晶做了淨化。接下來幾個晚上，她女兒都睡得很香，隔天一大早還能一起做手工藝！

當水晶需要淨化，就去淨化它。如果你很密集使用一顆水晶，那就要更頻繁淨化它。可能每三週一次、每三天一次或每天一次，取決於你實際上對這顆水晶的倚重程度，以及這顆水晶有多少能量可以供你使用。要確定你的水晶是否需要淨化，最簡單方法是問自己：

1. 這顆水晶是不是好像停止工作了？
2. 我上次淨化這顆水晶是在什麼時候？

就像個案中的那對母女的情況一樣，如果你的水晶停止工作，很可能是因為它需要淨化了。如果你不是很確定，就直接幫它做淨化。如果在澈底淨化之後，你依然覺得這顆水晶無法幫助到你，那可能表示你需要的是另一種水晶的能量。要知道答案的唯一方法就是去實驗，你擁有的一切經驗都可以幫助你發展你對水晶的直覺感應。所以，把你所有的水晶都拿出來，全部做淨化，看看會發生什麼事！

紫水晶

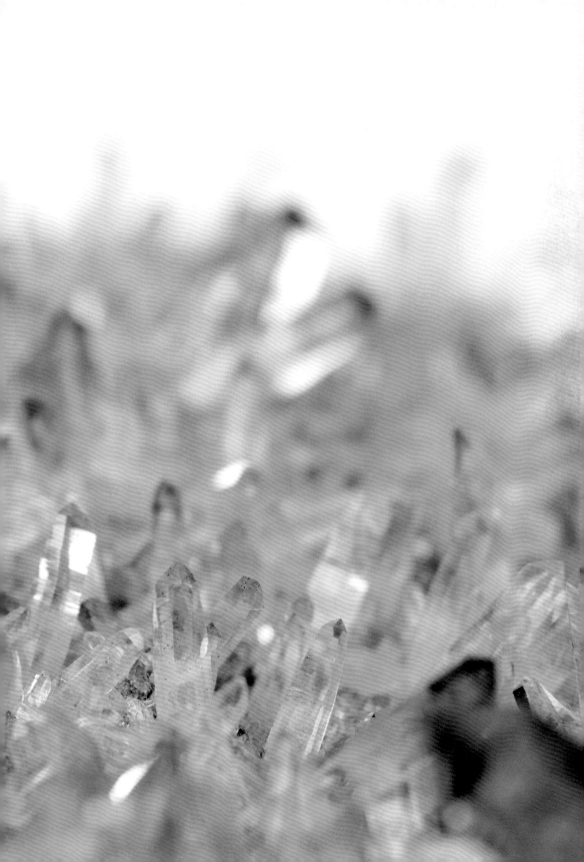

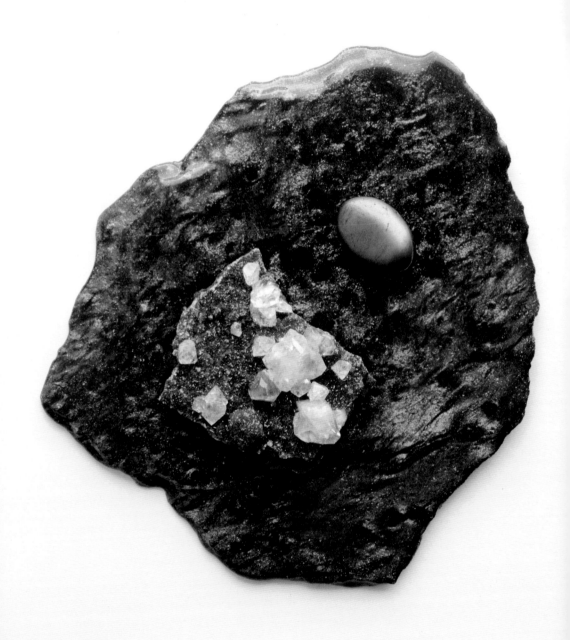

Chapter 11

形上能量水晶
的類型

現在你已經完成所有練習，知道如何透過直覺感應力來辨識水晶了。對於水晶如何跟你的能量產生共鳴，也有了更深入的了解，因此可以開始為自己挑選有用的水晶來跟你一起工作。但在開始使用這些水晶之前，必須先了解形上能量晶體的主要類別及它們之間的差異。以下列舉常見的能量水晶類型，及每一種類型的優點。

袖珍型水晶

在每一家形上學用品商店，你一定會看到袖珍型水晶。有些是拋光過的小滾石，有些是未經拋光的小碎石，或是小水晶柱、口袋型水晶等，這類水晶很方便放進衣服口袋隨身攜帶。

袖珍型水晶是你的水晶工具組合箱裡很重要的一員。因為它們不僅容易取得又方便攜帶，是最實用的一種水晶類型。袖珍水晶的價格也是依據該種水晶的稀有程度而定，從非常便宜到非常昂貴都有，但依然屬於最經濟實惠的一種形上能量水晶。

此外，袖珍型水晶通常都非常耐磨耐操，經得起每天使用。許多袖珍型水晶，尤其是拋光過的小滾石，可以把它們放在口袋裡，不管環境多麼嚴苛、跟鑰匙碰來碰去，也不會造成什麼損壞。因為堅固耐用，也不用擔心該怎麼處理它們。以上這些原因，都使得袖珍型口袋水晶成為你水晶工具箱中的基本水晶。

因為你會經常使用袖珍型水晶，所以也需要經常做淨化。不過，跟這種水晶的好處比起來，淨化算是小事了。

原礦標本

原礦標本是最純正的水晶形態，因為這就是它們被地球母親創造出來之後所呈現的原始形態，並以最純粹的形式表現它們的能量，因此是所有形上能量水晶當中力量最強大的。這也是為什麼我最鼓勵水晶愛好者跟這種類型的水晶互動，因為它們擁有的水晶能量效能最高。

不過，大多數能量水晶商店都喜歡賣袖珍型水晶或其他經過切割和拋光的礦物，因為這是一般水晶參考書中最常出現的水晶。我去過的幾家賣水晶的商店，幾乎都非常依賴這些書籍中的描述來解釋他們所販賣的水晶特性，他們的顧客也很依賴那些書籍內容。每當生活中出現什麼壓力，人們就會想到尋求水晶的幫助，為了得到水晶的支持力量，就參考水晶書籍或從網路上搜尋相關資訊，來找出自認為可以解決問題的水晶。一旦找到可能符合他們問題的相關描述，就一心一意想要取得那種特殊水晶，因為他們誤以為就只有那種水晶才能解決問題。即使他們在進入水晶店之前沒做過任何研究，我還是注意到，人們花很多時間在閱讀水晶標示牌上的形上學描述（很可能來自水晶書籍），而不是把時間花在直接觀看水晶本身。

商店不太可能販售原礦標本的原因是，它們不像袖珍型水晶容易分類。袖珍型水晶來自礦山，這些礦山生產的單一品種礦物數量非常之多，因此到處都可買得到袖珍型水晶（你會在〈稀有水晶經濟學〉讀到更深入的解釋），我有說明儘管相同「品種」的礦物具有相同的化學式，但它們最後呈現的外觀形態，可能與其他地區所生產的同種礦石的外觀大不相同。由於這些外觀形態上的差異，對於在網路上或書中看過特定種類礦物照片的人來說，明明在水晶店裡看到同名的東西，外觀卻截然不同，這可能會讓他感到非常困惑，於是顧客就會懷疑他們找到的水晶是否就是真的能夠符合需求的水晶。因此，與其心存懷疑，他們寧願購買袖珍型水晶礦石，因為它的外觀跟他們在書上看到的熟

悉圖片相符（而且，袖珍型水晶也比原礦標本便宜多了）。

所有的問題都來自同一根源：當人們不相信自己擁有與水晶連結的直覺感應力時，就會依賴別人對水晶的解釋，因為他們認為那些人比自己優秀。那是他們唯一認識的水晶權威所撰寫的水晶書籍，自然要從書籍中去尋求權威的解說。當人們進入水晶商店，會詢問是否有販賣他們在書中看到的水晶，這又進一步鼓勵這些店家繼續囤積顧客想要購買的種類。這就是為什麼，水晶書籍當中最常被提及的水晶，往往會成為水晶商店中的主力商品。結果就形成了大眾自信心降低的惡性循環，不僅讓人對自己與生俱來的水晶直覺力感到不安，而且還讓很多具有強大療癒效果的能量水晶無法被人經常使用。

這正是你要讀這本書的原因！學習善用自己對水晶的直覺感應力，就不再需要依靠其他水晶參考指南書籍，或透過其他人來為你解釋水晶的作用，因為你已經在學習連結水晶本身。因此，當你下次看到一種常見礦石的不尋常形態，或使用罕見礦石來進行療癒工作，或是市面上出現新品種礦物時，你都會知道如何開始與它連結，來了解它的能量！

如果你想購買原礦，最好是有得到妥善處理的標本。挖礦者從地下把水晶礦石挖出來的過程中，如果不小心，很可能會損壞水晶，再加上可能因為處理和運送不當，導致礦石晶體變形和破碎。就像石英會利用其晶格內的螺旋運動來增強水晶本身的能量一樣，其他種類的晶體也會利用它獨特的晶體結構，來影響形上能量在它們內部的運動方式。同理，你一定也不想買到經過人工改造的白水晶柱，以免因加工過程的粗暴處理，意外導致晶體結構發生改變。因此，在購買原礦時，在你可負擔的範圍內，請儘量尋找最優質的原礦標本。它們一定會比袖珍型水晶貴，但是，跟一顆以功利取向為主的袖珍型水晶比起來，我想你可能會更想要好好去照顧一顆外觀看起來很漂亮的水晶。

雖然你確實很重視一顆水晶的品質，但應該也不會只因為價錢昂貴就把它買下來。所以，如果你真的愛上了一塊看起來不起眼、破舊的原礦標本，你帶給它的愛、尊重和欣賞的能量，一定會勝過它實體外觀上的可能瑕疵。當你選擇一顆水晶，要選擇的是你會想要一直把它留在身邊、愛它、珍惜它，希望能陪伴你一輩子的水晶啊！

需要注意的是，照顧原礦標本要花的心思會遠大過於處理袖珍型水晶。當你在使用它們和選擇淨化方法時，都需要更加小心。不過，雖然在物理上這類型礦石需要更加謹慎照顧，但在形上能量上它們卻比其他類型的水晶要結實強壯得多。主要是因為，它們擁有地球母親最原始的、未被改變過的形態所具有的強大力量。但也由於原礦標本可能在形態上太過複雜而無法隨身攜帶，無法像你放在口袋裡袖珍型水晶那樣可以持續不斷或密集地幫你管理你的能量場。不過，也因為你的水晶不是 24 小時全天候待在你身邊，它就有空間和時間來消化從你那裡收集到的任何沉重能量，從而讓你的水晶在需要淨化和休息之前，可以為你提供更長時間的能量支持。

如果你對於治療用的礦物標本有興趣，可以參考我的網站 place8healing.com，看看我精心挑選了哪些具有形上學效力的標本，或是你也可以在網路上搜尋世界各地出產的各種岩石和礦物。現在你已經開發出自己的直覺感應力，相當值得去探訪，見識水晶世界有多麼美麗壯闊，這絕對是任何水晶參考書籍所看不到的。更重要的是，那些展示為你提供了第一手機會，可以利用你的直覺力好好去感應更多種類的水晶礦石。

如何購買原礦標本

水晶店有時也會販售原礦標本，但我發現，他們賣的往往是品質比較低劣的標本。這是因為優質原礦標本比袖珍型水晶昂貴得多，而且大多數人也都習慣用最便宜的價格來購買水晶。如果你想要尋找優質的原礦標本，不要去一般水晶商店，而是要找到致力於研究礦物科學知識和礦物收藏的商人。

像任何類型的收藏家一樣，礦石界也有很多各式各樣的收藏狂。商人通常會有他們所專門收購的礦石，並且可能只專銷來自某個國家的礦物，或是具有特定屬性的礦物（如化石、螢光礦物、微晶），或是來自特定礦物家族的礦物等。此外，每一位礦石商人的存貨，也往往會集中針對某類型的礦物收藏家有吸引力的價格點上——從專門針對年輕的礦石愛好者所提供的優惠價礦石，一直到博物館和高級收藏家購買的價值數百萬美元原礦標本都有。

　　礦石商人常常是因為他們原本就具有物理科學方面的背景才從事礦石生意，其中有許多人都擁有地質學或化學學位，知道非常多關於礦物的有趣知識，而且會毫不猶豫、相當熱情地與你分享他們所熱愛的東西。其中確實會有大量關於水晶的科學資訊，但是，如果你向他們請教關於水晶的形上學能量特性，他們則一無所知。事實上，你很可能會從他們那裡看到一種十分怪異的表情。由於具有絕對的科學頭腦，所以無法在形上學中找到任何他們覺得有價值的東西，而且還會把形上學水晶收藏家當作怪人。但他們通常還是非常有禮貌，因為我們與他們一樣對礦石充滿熱情（而且我們這些怪人通常是他們業務收入的重要來源，他們發現沒必要去冒犯這群重要客戶）。

切割與拋光水晶

在變成凸圓形寶石、水晶金字塔、水晶球或拋光薄板之前，每一塊礦石原本都是不起眼的粗糙岩石。但為了顯示出礦石的色彩和質地，有時必須對它進行切割和拋光。當你看到它的美麗，也會有助於你跟這塊礦石的能量建立起更緊密的連繫。

第 6 章（第 171 頁）已經解釋過切割和拋光晶石可能產生的潛在陷阱。這裡只略作簡要摘述，請記得，任何經過切割和拋光的礦石，都必須出於合理的形上學目的，是為了讓水晶礦石的能量得到提升而這樣做。如果你考慮購買任何一種切割和拋光過的水晶，包括鑲有凸圓形墜飾或寶石的珠寶，請務必仔細權衡該章節中提供的訊息，來幫助確定你考慮購買的水晶是否值得投資。

此外，請認真思考為什麼你會選擇購買切割和拋光水晶，而不是選擇原礦。因為原礦也很強大，即使是一塊未拋光不起眼的粉晶，也能帶給你深層療癒，讓你充滿幸福和快樂的感覺。

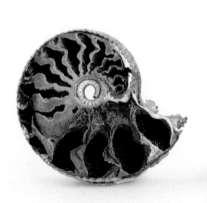
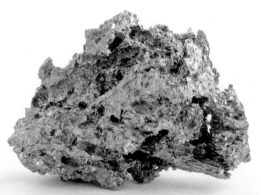

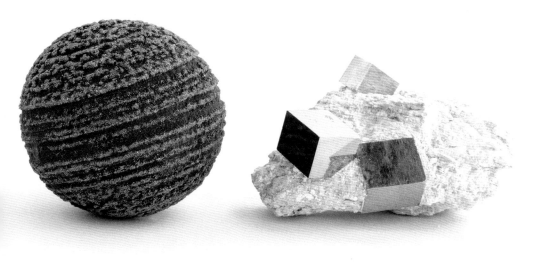

由左至右：黃鐵礦菊石、骨骸黃鐵礦、黃鐵礦河石、立方黃鐵礦共生石
(pyritized ammonite, skeletal pyrite, pyrite river stone, cubic pyrite in matrix)

稀有水晶經濟學

　　雖然化學式可能完全相同，但溫度、壓力和時間等變項會形成一個地區的特殊地質條件，使得該地區生產的某種礦物與世界其他地區發現的同種礦物在外觀形狀上會有所差異（也就是地質學家所稱的「晶體習性／晶癖／crystal habit」）。因此，即使具有相同化學式的礦物，也可能出現球體、立方體或八面體等不同外型，取決於它們的產地來源而定。這些形狀上的細微差別，對具備科學頭腦的收藏家和形上能量水晶的買家都極具價值。雖然大多數礦石收藏家對於稀有礦物較感興趣，但因為能量上的細微差別之故，使得形上學收藏家可能會因形狀而有不同的選擇。

　　舉例來說，黃鐵礦呈現出來的最終外觀型態有非常多種。所有型態的黃鐵礦都需要花費能量，才能將短暫意念顯化為具體的物理型態，每一次黃鐵礦與能量的交互作用都會產生不同的結果。黃鐵礦最常見的外觀形態是多面晶體的晶簇集生形式，這相當適合希望擁有很多小點子，但不一定要形成最後具體成果的人收藏。相較之下，立方黃鐵礦因為擁有最穩定的外型──立方體，可穩穩放置在平面上，非常適合想要將原本分散的物體聚合成形的人來收藏（而且通常都有明確的完工日期，例如撰寫學期論文或建造一棟建築物）。球形黃鐵礦是以化學方式層層堆疊而成的，愈來愈多的礦物質附著到它的外部，球體就變得愈來愈大，這非常適合從事沒有期限限制的工作形態，或是他的工作需要隨著時間變化而有不同發展的人，比如藝術家創作一件作品，或是創立一家公司或創業。以上這些只是黃鐵礦的一小部分形態，雖然都有牽涉到有形物質的顯化，但因為晶體本身外觀形式上的細微差別，也導致了它們能量被投射出來的方式有顯著的差異。

隨著各種新形態和新品種的礦物被挖掘出來並進入市場，人們開始使用並撰寫關於這些晶體的形上學特性的文章。但是當這些解釋能量學特性的書籍出版上市時，這些礦石供應可能已經枯竭。這是因為，根本無法事先預測這些生長在地底之下的礦石會有多少產量能夠產出。有時，在一座礦山可以挖個好幾年，甚至幾十年才會枯竭。但有的時候就只能挖掘出極少的量。有時，是因為礦山坍塌無法再進入，或挖掘工作太過危險而停止供應。有時，是因為礦主把礦山封起來、鋪成平坦的地面來蓋酒店或機場跑道，以獲取更大利潤。所有這些因素，都會讓某種礦石的供應量突然緊縮，變成像其他收藏品一樣稀有。同時，由於這種礦石已經被收錄在某本水晶書上，因媒體的宣傳而廣為人知，變得炙手可熱，供不應求，礦石的價格自然上漲。

　　這就是為什麼，培養自己與水晶的直覺感應力可以帶給你莫大好處。就跟烹飪一樣，當你把食譜當中的某種食材改成用另一種食材來替代，就能夠發現，某些新的、以前未被寫在書上發表過，或是那些向來被低估的礦石，它們的效果甚至比書上寫的你讀過的那些水晶更好。因此，培養你對水晶的直覺感應力，可以讓你在進入任何礦石商店時可以自由挑選適合你的石頭，因為你能夠直接跟它的能量連結，也了解那塊石頭所代表的含義。你不會再受制於無從預測的礦物經濟學或任何「水晶權威」的主宰。相反的，你有能力可以決定哪些東西在形上學能量上對你是重要的——或是根本一點都不重要！

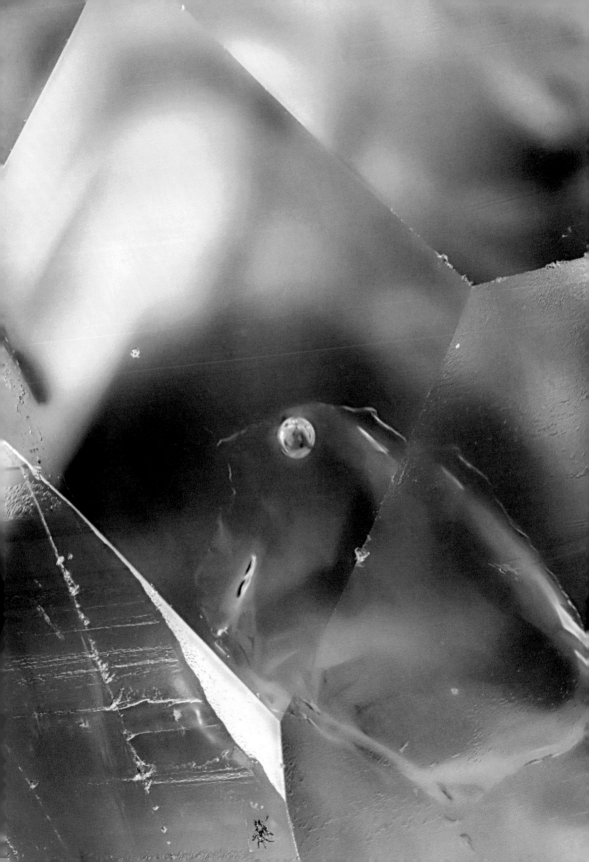

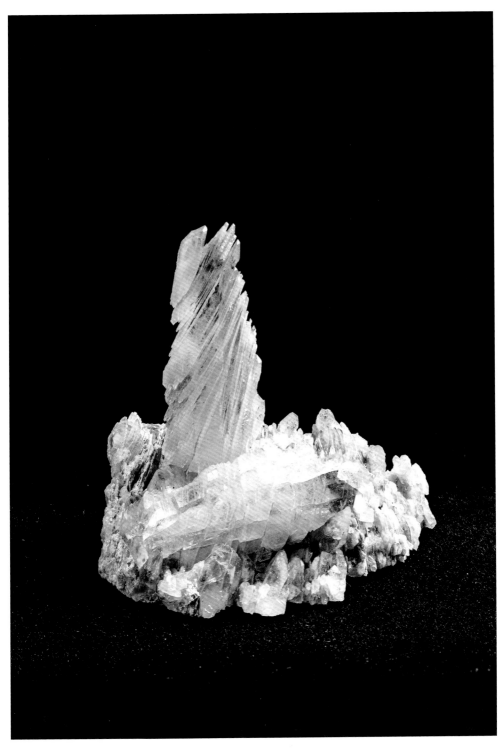

左圖：紫水晶內包葡萄石

上圖：交錯生長的地層石英，是因為生長過程中被方解石薄層斷斷
續續插入，造成石英生長中斷而形成

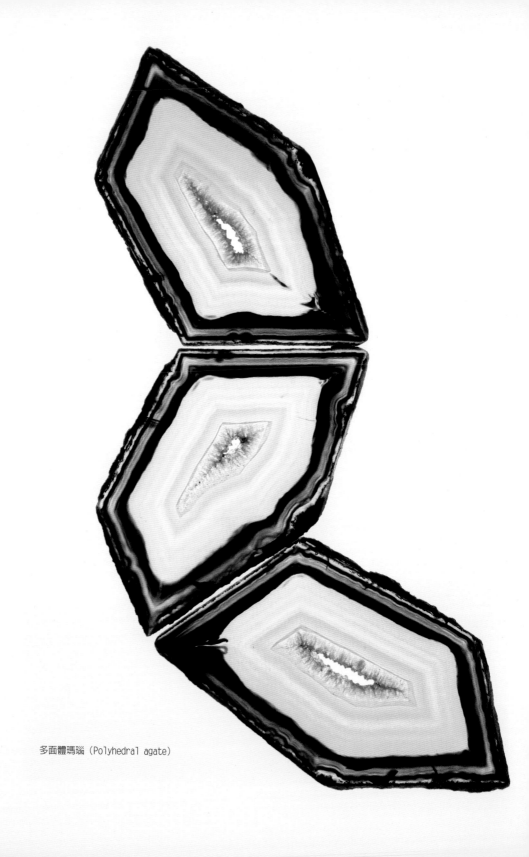

多面體瑪瑙（Polyhedral agate）

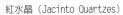
紅水晶（Jacinto Quartzes）

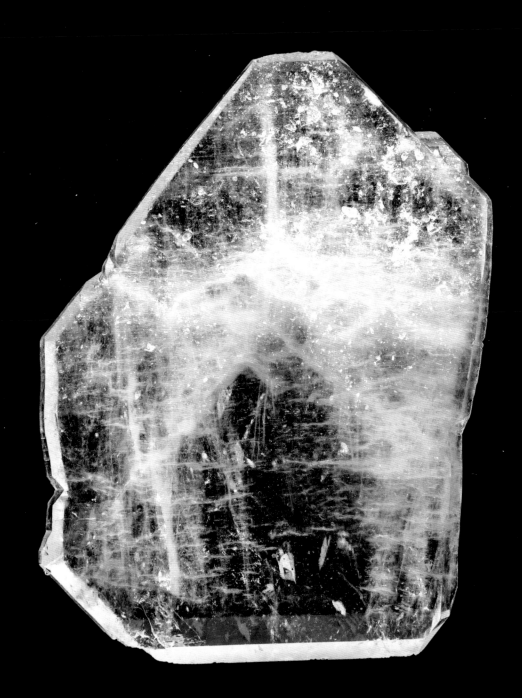

這塊扁平白水晶標本大約有19公分高，
但居然只有1.6公分厚

這顆白水晶與其他不明礦物交織共生，
最後不明礦物全部被溶解掉，留下了深深刻蝕的表面

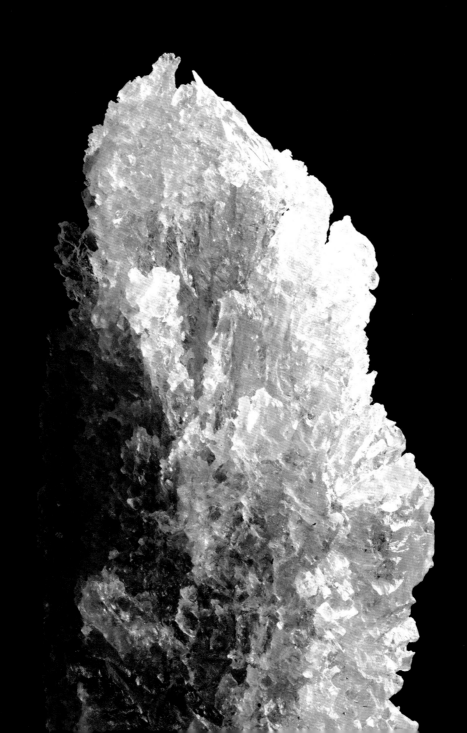

「不要試圖用你的頭腦去了解事情。
你的頭腦非常有限，要用你的直覺。」
——麥德琳·蘭歌《銀河的裂縫》
（Madeleine L'Engle, *A Wind in the Door*）

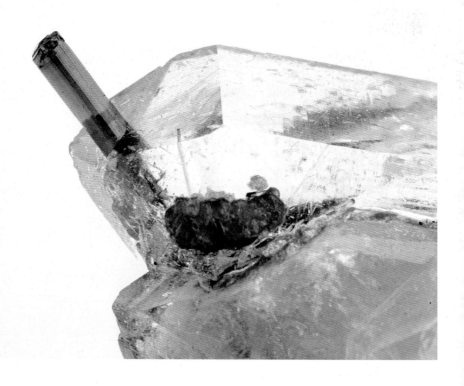

上圖：包在白水晶中的綠色碧璽

右圖：有些人可能認為這種煙晶「不漂亮」，但請注意這塊水晶的破裂處又開始長出新的水晶，這就是地質學上所稱的自癒或再癒晶體（a self-healed or re-healed crystal）。知道這塊水晶堅持不懈的特性，現在它對你來說是不是感覺比較漂亮了？

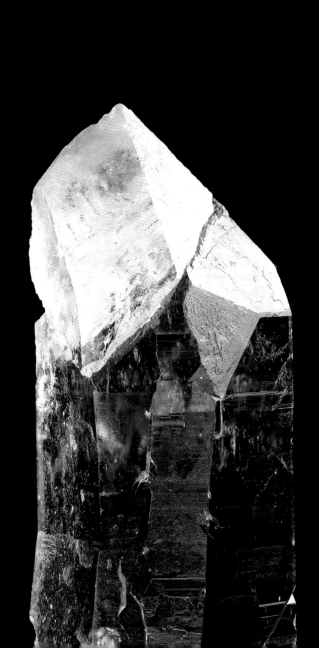

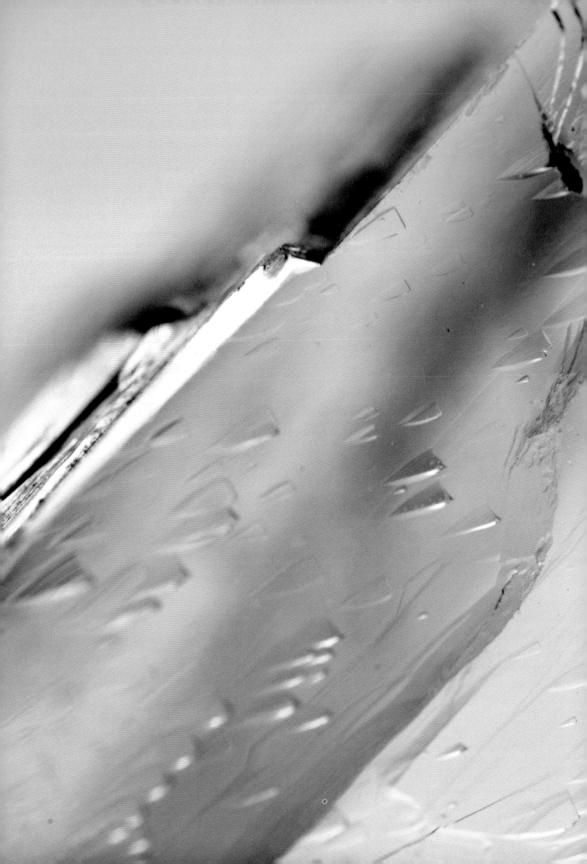

Chapter 12

水晶療癒的方法

水晶療癒有非常多種方法，現在你已經認識了各種不同類型的形上能量水晶，也知道如何幫水晶淨化和充電，就更能夠了解，你選擇某種水晶的原因，完全是依據實際上你打算做哪一種療癒而定。以下介紹水晶的使用方法，它們都能在你的療癒旅程上助你一臂之力。

水晶首飾與口袋水晶

獲得水晶支持能量最有效的方法之一，就是配戴水晶做的首飾。這不僅可以讓水晶時時刻刻都在你的能量體空間之內，也能讓它接觸你的皮膚，增強你跟水晶之間的連結。而且，當你經常佩戴首飾，就可以長時間持續不斷且緊密地與水晶的能量一起工作。

你可以在脖子上配戴一條簡單鑽孔的水晶墜飾項鍊，也可以將一顆經過精美切割的寶石鑲嵌白金戒指戴在手上。如我們在第 6 章中提過的，決定一件珠寶的療癒力量最重要的因素，不在於它的價格，而是該件珠寶成品的能量。如果一件作品是以愛與關懷用心製作出來的，那麼這顆礦石也會對這種全心全意且帶有敬重之心的能量作出回應，比起那些不帶任何關懷心思、馬馬虎虎做出來的首飾，更能引發能量上的共振。但即使那件首飾是隨意製造出來的，你還是有辦法讓任何一顆礦石充滿力量，只要你全心全意關注它、照料它、尊重它。

挑選療癒寶石最好的一個方法是，找到一件與你想要療癒的脈輪相對應的寶石。如果可以，最好是挑選可以佩戴在相對應脈輪部位附近的珠寶首飾。例如，如果你想要提升你的溝通能力，那你可以找一塊與溝通能量相對應的水晶，將它戴在脖子上，因為這個部位最靠近喉輪。如果需要提升你的創意靈感，那你可以選擇相對應的水晶耳環，因為耳朵最靠近眉心輪。

無論你配戴哪一種形式的水晶首飾，都可以讓這顆水晶的能量時時刻刻陪在你身邊，這比你把首飾買來之後就收起來不戴還要好。因此，如果你被一顆療癒水晶吸引，但卻不是配戴在最有助益的脈輪附近，也請不用擔心。因為，或許它被做成戒指的形式對你更有幫助，因為每次你一看到它，它都會提醒你之所以選擇戴上它的原因，同時也是再一次與你的能量產生連結。

因為尺寸大小合宜，口袋水晶的能量作用也會跟水晶首飾一樣強大，因為可以貼近你身體的某個部位。當然，讓能量水晶離你最近的方法就是把它放在你的口袋。如果你有穿胸罩的習慣，也可以把水晶放在胸罩裡面（如果你選擇這樣做，請確保放進去的水晶不會輕易就碎掉，因為我已經聽過太多例子，很多人都忘記自己在胸罩裡放了水晶，結果在脫掉胸罩時聽到石頭掉到地板上，發出一聲巨響，才想起來胸罩裡還有一顆石頭）。

若要使用療癒珠寶和口袋水晶，最好的方式就是讓它們盡可能貼近你的皮膚。就像當你要親吻某人時，是親在他們穿著衣服的肩膀上，還是直接親在臉頰的道理一樣——你的水晶與你的身體接觸得愈多，能量的連結就愈強。因此，我不建議把你的口袋水晶放在需要穿穿脫脫、無法全天貼近你身體的衣物裡面（如夾克或包包），因為這樣水晶就無法時時刻刻待在你的能量場之內。尤其是包包，因為水晶會跟包包裡面其他物品的能量相混合，包括你的手機，其電磁波會對水晶的能量產生不好的影響（關於電磁波的問題，請參考第 3 章第 77 頁）。更不用說，包包根本是個黑洞，很多東西放進去就像被吞掉了一樣，很難得再拿出來，如果你把水晶放進包包裡，通常要等很久才會把它拿出來清洗淨化，而且，把水晶放在包包裡，等於是拖著一個裝滿石頭的沉重袋子在走路，對你完全沒有任何好處，所以最好不要把水晶全部放在你的包包裡。

不管任何時候，只要你佩戴水晶首飾或是把水晶放在口袋，水晶就會開始跟你的能量互動，因此需要常常做淨化。你可以考慮多買幾塊相同類型的水晶，輪流佩戴或攜帶，以確保你身上的水晶都是乾淨的，可以提供你最好的支持力。

靜心冥想

與水晶一起工作還有一種很棒的方法是一起做靜心冥想。這不僅是你獲得水晶能量效益的最佳途徑，也是了解水晶形上學特性最好的方法。

靜心冥想有很多種類型和方式，無論哪一種都有助於你平靜思緒，讓你更加了解自己的情緒感受、身體狀況及精神等各個面向。以此為基礎，就更有能力去感受水晶產生的能量，並體會到它們如何對你帶來影響。

跟水晶一起冥想很簡單，只要把水晶放在你身邊就可以了。可以把水晶放在膝蓋上、手掌上或放在靠近你身體的任何地方，然後進行冥想，但不需要把注意力放在水晶上。無論你有沒有意識到，這塊水晶都會把它的能量添加到你的冥想空間當中，並在冥想過程影響你的能量。

如果你剛好知道這塊水晶的形上學特性，也可以練習較為進階的引導式冥想來引導水晶的能量。比方說，你使用鋰雲母是有助於鎮定因為恐慌、擔憂或優柔寡斷引起的焦慮感，你可以透過冥想進入石頭的能量，與它諧頻，然後注意觀察自己是否有感受到它給你的支持力量，讓你的情緒感受產生變化。或者，你也可以從鋰雲母的質地紋理、形狀、顏色去想像它的平靜能量，然後觀想鋰雲母的能量從石頭傳送到你腦中。透過你的心靈眼睛，看到石頭投射出的能量將你環繞並灌注給你。或者，不使用靈視力來觀想鋰雲母的能量，而是以同理心去感受鋰雲母的能量從晶體當中輻射出來，然後影響你的能量。

還有一種水晶冥想法是用礦石的能量特性來進行肯定語冥想。同樣以鋰雲母為例，你可以在冥想過程中重複對自己說肯定語：「無論面對任何情況，我都可以保持冷靜和鎮定」。另一種冥想技巧是觀想自己平常會遇到的焦慮情境，然後想像你身邊有鋰雲母的平靜能量圍繞著你、支持著你，再看看你的反應會有什麼不一樣。藉由將這些不同場景加以視覺化，不斷去確定你感受到的力量，就可以堅固鋰雲母的支持能量，並把它刻印在自己身上，這樣，即使水晶不放在身上，也能獲取它的能量！

　　即使不知道水晶的形上學特性，還是一樣可以用它來做冥想，尤其當你已經完成這本書上的所有練習，你對於水晶的覺知力已經提升了，很容易就能感應和接收水晶產生的能量。繼續練習為新的水晶解碼，並跟它們一起冥想，你的直覺感應能力就會愈來愈敏銳，跟水晶的連結也會比之前更強、更緊密。

　　還有種非常有效的水晶冥想療癒法，是躺下來讓水晶直接接觸你的身體。這種冥想可以讓你有機會練習將水晶直接放在最能與它共振的脈輪位置上，讓水晶的療癒能量跟你的脈輪建立起深層連結。舉例來說，如果你手上是一塊粉紅色礦石，你可以將它放在心輪位置上；如果是綠色的石頭，可以把它放在太陽神經叢脈輪上，放好水晶，就可以開始做冥想。

　　軀幹部位的脈輪可以承受比較重的晶體，比如原礦標本，而口袋型水晶和凸圓形水晶則非常適合用在身體各個部位，特別是對重量比較敏感的部位，或是沒有太多空間來放置石頭的部位，如額頭。若你的水晶對你的身體來說太大或太重，也可以直接將水晶放在身體旁邊，靠近想要調整的脈輪位置，讓它跟對應的脈輪能量進行連結。如你想用一顆比較大尺寸的水晶來做眉心輪的冥想，不需要把它放在兩眉之間，只要把水晶放在頭部旁邊、跟眉心輪同高度的地方就可以了。

　　不過，還有一件事情需要知道，要將水晶放在哪一個相應的脈輪上，並不是固定不變的規則。根據你的靈感，如果有你很想要把水晶放在的不同脈輪或位置，那就儘管這樣做。因為正如我多次提到的，跟水晶合力工作是一個相當

個人化的探索過程。一顆水晶的能量有很多面向，你只能透過自己的探索和實驗來發現——而冥想就是一種很好的方法，可以幫你做到這件事。

雖然用水晶冥想是與水晶能量互動非常有效的一種方式，但最好慢慢來、循序漸進，因為你可能只需要少量增加水晶的能量即可獲得明顯的好處。從另個角度來說，如果你太過急切想要藉由冥想來獲得療癒能量，或想要強迫自己改變，那麼可能會讓自己陷入能量失衡的局面。如果你試圖在一次打坐冥想就硬要造成劇烈改變，那麼不僅無法好好迎接水晶帶來的能量改變，還反而會將你的能量推向極端。這會導致一種能量上的浩劫，擾亂你的生活，直到你的能量再次恢復平衡為止。因此，我強烈建議你，用緩慢溫和的速度來展開冥想練習，直到能清楚感受水晶帶給你的影響為止。

一開始，我建議一次只用一顆水晶，冥想十到十五分鐘。請注意，當你第一次進行水晶冥想時，可能會感覺有點煩躁不安。那是因為水晶正在處理表層錯位的能量模式。當你逐漸適應水晶的能量，就會開始感覺到跟水晶一起冥想非常舒服輕鬆。這時候就可以慢慢加長你的冥想時間——但要注意你所感受到的能量強度。對於一些催化作用較強的水晶（而非較具舒緩特性的礦石），在冥想過程中會感受到一點能量上的緊繃感，那是好的經驗，就像你要鍛鍊肌肉的耐力強度，受到挑戰表示你正在擴展自己的極限。但永遠要記得——療癒絕對不是一種比賽，你可以做的療癒是沒有限量的，無需急在一時。當你了解每一塊水晶是用什麼方式在跟你的能量做互動，就能找出適合每塊水晶的能量「劑量」。隨著你跟每一顆水晶的相處經驗愈來愈豐富，就可以開始把幾個不同的水晶組合在一起進行冥想。記得，要慢慢來、溫柔一點。別急，你的人生還有很多時間可以去發現這些水晶能幫你做什麼事。

當你用水晶來進行冥想時，可能常常會發現到，水晶會讓你好像「暫時停電」，這樣你才可以接收它們的療癒能量。有時你的頭腦會像一個過度熱心的保全人員，對所有通過你身體的能量發出質疑。在這種情況下，接受水晶療癒能量的最佳方法就是讓自己睡著，以免你的頭腦會想要去質疑和控制所有進到身體的能量。這樣，水晶就可以先從潛意識層面運作你的療癒能量，讓你的頭

腦能夠慢慢適應它，而不會跟它正面起衝突。

　　所以請記得，跟烹飪一樣，水晶冥想也是一種創造力的展現。你要用什麼方式與水晶一起做冥想，完全由你決定。只要這種冥想對你有幫助，就是「正確」的做法。

寶石能量水

　　水是一種強大的能量介質。不僅對我們平常生活不可或缺，而且還能作為保存和傳遞精微能量的媒介。順勢療法和花精療法就是借助水保存共振頻率的能力，將特定的能量模式印記在水基溶液中。相同的原理，水也能保存晶體的振動模式。以這種方式產生的水晶浸泡水，稱為寶石能量水（gem elixir）。

　　只要將水晶放入裝有水的透明玻璃杯，就可製作出寶石能量水。理論上，水晶應該要放在裝有自然泉水或蒸餾水的無花紋玻璃杯中，然後在陽光下（或月光下，依據水晶對光的敏感度而定，參見第10章第 260 頁）靜置一段時間。光的能量可以將水激活，同時晶體也會將它獨特的療癒振動能量注入水中。

　　在詳細介紹寶石能量水的使用方法之前，有一件事很重要必須知道，寶石能量水的製作可能非常難處理，需要做很多功課，運用上要非常小心。因為，雖然水晶在能量上具有療癒作用，但**有些晶體對我們的身體是有毒的**。所以不管透過直接接觸、吸入某些晶體的粉塵或煙霧，或是直接攝食某些晶體的顆粒，都可能對你的健康造成損害。因此根據晶體的化學成分不同，有些可能毒性較輕，有些是劇毒，完全看你怎麼處理它。當你用手摸過某些晶體，然後又拿三明治來吃或是揉鼻子，那些具有潛在毒性的晶體顆粒可能會因此進入你體內。雖然在乾燥的空氣中晶體不太可能產生毒性，但如果是吸入礦石粉塵，就可能會讓你暴露在有害的化學物質之下，或導致微小晶體顆粒進入身體並損害你的肺部。如果你的手上有流汗，然後又用手去拿不知名的晶體，也會導致水溶性化學物質滲入皮膚。**這就是為什麼洗手非常重要，尤其是拿過你不知道其毒性的晶體之後**。除非你的工作會處理到各式各樣的晶體，或是經常讓自己暴

製作寶石能量水之前，請將你的水晶完全淨化，然後把小滾石或拋光過的水晶或晶柱放進玻璃杯裝的水中，蒸餾水或山泉水是最好的，過濾後的自來水也可以。雖然你可以立即把這杯水喝掉，但如果在飲用前將這杯水放在陽光或月光下至少靜置半小時，能量會更強。雖然也可以用人造光照射能量水，但使用自然光照射可以讓能量水強度倍增。

你可以做個小實驗，來證明有放水晶的能量水是不是真的比較有力量：裝兩杯水，然後將水晶放入其中一杯（將玻璃杯蓋起來以免灰塵進入），然後在陽光下靜置八小時或更長時間。然後開始進行味覺測試。你會發現，寶石能量水的味道與普通水明顯不同，味道更好喝！

只要你使用的水晶是不會溶於水的，就可以將水晶放在一壺水裡，並隨時保持在加滿的狀態，這樣它就可以不斷供應寶石能量水。另外，你也可以在寶石能量水中加入不同的水晶來創造可以帶給你支持力量的能量組合。同樣的，如果你想嘗試，我建議你使用三種基本款水晶來相互搭配，因為這三種水晶的能量可以彼此協同合力工作。

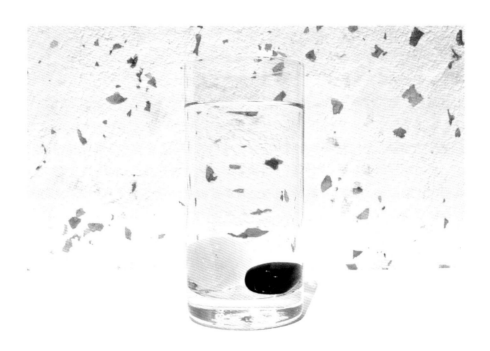

用粉晶、黑碧璽、礦泉水和陽光做成的寶石能量水

　　你也可以製作沐浴專用的寶石能量水。將水晶放入泡澡的水中，就可以獲得具有療癒晶體能量的水。這種方法特別適合於當你希望「淨化」你的能量時，可以在洗澡水裡加入你選擇的水晶和一些海鹽；也可以泡一杯藥草茶，倒入洗澡水中，或滴入幾滴精油，將療癒植物的能量帶進浴缸裡。在你踏入浴缸之前，先想好你希望水晶幫你做什麼事。對著洗澡水、水晶和植物盟友表達你的感謝，然後才踏進浴缸進入療癒程序。當然也可以同時進行冥想，完全看你需要獲得什麼樣的能量支持而定。泡過澡之後，觀想，一切你不需要的舊能量全部隨水流走，然後把水晶洗乾淨，並感謝它們的服務。

布置聖壇

當水晶和原礦標本太精緻或尺寸太大，你無法隨身攜帶時，為它們創造一個聖壇空間是一個非常棒的方式，有助於將水晶的療癒能量引導到你身上。

透過我對水晶的直觀解讀，我發現水晶通常希望被放置在人們開始準備展開新的一天的地方。一般來說，就是在浴室、梳妝台或是人們花時間梳理自己、關注自己的地方。如果你想要嘗試這個方法，請選擇與你想要提升的能量特性有關的水晶。將水晶放在你喜歡的「特別」區域，可以是在房間角落、書架上或其他感覺更尊貴的地方。你也可以把水晶放在碗裡，或放在一個基座上使它看起來特別突出。接下來，在一張紙上寫下你希望水晶幫你做什麼事。如同我在練習 3（第 136 頁）解釋過的，重要的是去抓到你所希望得到的結果的感覺，而不是特定結果。例如，如果你想要用水晶來幫助你改善你跟自己的關係，可以這樣寫：「水晶，請幫助我感覺被滋養和被關心。幫助我了解如何建立強大的界線，而不是不顧自己的情況就過度付出。請幫助我愛自己，這樣我才能找到快樂和幸福，不致於因為照顧自己而感到內疚。」

然後用你的水晶做一個儀式，燃燒神聖植物為水晶做煙燻，再升起意念為你的水晶做淨化並進行聖化儀式。手中握著水晶，閉上眼睛，請水晶與你共同合作，在療癒旅程上給予你支持的力量。把你在筆記中寫下的感受和意圖傳遞給水晶，這樣它就可以在能量層面上了解你希望它提供的協助。手中握著水晶，直到你感覺有一種微妙的連結將你與水晶連繫起來。如果沒有感應到這種感覺，那就繼續握著水晶，直到你覺得已經清楚地表達出你的感受。接著，向水晶致上謝意，並將它壓在紙條上，放置在屬於它的特殊位置。

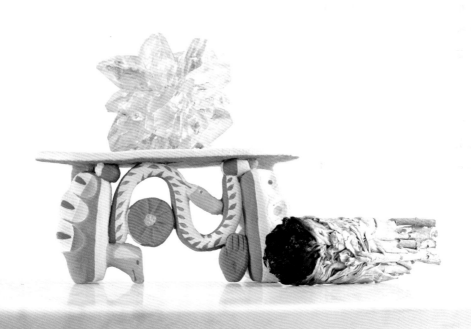

迷你聖壇上的透石膏星晶和鼠尾草

每天早上花點時間跟你的水晶共處。觸摸和（或）深深注視你的水晶，並覆述希望水晶幫你做的事情。深吸一口氣，閉上眼睛，然後吐氣，再觀想水晶的能量正作用在你身上。你可以想像水晶把它的能量傳送給你，或可以實際上用手將水晶周圍的空氣撥到你身上，這個儀式可以讓你與水晶的振動頻率協調，有助於你全天都能攜帶水晶的能量。就像在離開鏡子之前塗上口紅或整理頭髮一樣，讓這個動作成為你日常整理儀容的一部分，為你的一天做好準備。

晚上當你準備上床睡覺時，也再次看看你的水晶。試著回憶這一整天，水晶的能量是否有為你的生活帶來什麼樣的變化。同樣的，在睡前讓水晶的能量作用在你身上。

每天持續做這個儀式，可以進一步將能量深深印壓到你的能量體裡面。當你與水晶的連結更加緊密，就會更留意和感受到它的治療效果。你會開始看到，水晶不僅僅是一種治療工具而已。當你感受到它的能量正在支持著你、與你一起工作時，你會開始感覺到水晶是如何的關心著你，也會開始了解，水晶就是你的朋友。

繼續用你的水晶作為你聖壇上的聖石，直到你達到想要的結果，或者你直覺上覺得需要休息一下，再把水晶挪到一邊。不過，這並不一定意謂著你已經完成與水晶的合作。事實上，大多數時候事情不會就這樣結束。在使用水晶一段時間並解決一層能量結構的問題之後，可能會發現，還有其他能量模式已經走到舞台前，要你去解決。屆時，你可以將原本一直使用的水晶換成另一種更符合當前形上能量需求的水晶。當你花工夫療癒那些能量模式之後會發現，現在需要處理的下一層能量結構問題比你之前處理過的層次更深。這時候，你就可以再把之前使用的水晶拿出來。

生命的腳步一直在走，你會發現自己不斷重複碰觸到某些主題，這些主題就是你作為一個靈魂決定在這一生深入去探索的課題。也許這些課題是學會勇敢大聲為自己說話，或是讓自己能夠敞開胸懷、不那麼害怕受傷，或是了解擁有權力所帶來的責任。這些主題可能只是你生活中反覆出現的問題，但它們之

所以一次又一次出現，就是為了幫助你熟練這個課題所包含的能量。因此，事情不會完全一樣，因為每件事情都能給你機會去經驗不同的互動作用、問題面向，或是學習更深的課題，了解每一項主題的能量動力是如何運作的。

這也是為什麼當你持續走在療癒旅程上，會發現自己一次又一次回來使用同一種水晶。雖然你可能也會使用其他各種水晶，但有幾種主要水晶的能量對你的幫助是最大的。因此，辨識你什麼時候需要再次使用某種水晶，也是水晶療癒旅程上要學習的一部分。隨著時間與經驗的積累，你一定會知道什麼是正確時機，該把同一塊水晶再次拿出來使用。

在重要的空間放置水晶

除了聖壇空間，還可以將水晶放在任何屬於你的空間，來獲得能量支持。

如果你想用這種方式使用水晶，請依據水晶的形上能量特性，將它放置在對你最有幫助的地方。舉例來說，黃鐵礦有助於工作計畫實現，並得到具體有形的結果，而且也能夠把來自電子設備的破壞性電磁波導向地面。因此，很適合將黃鐵礦放在辦公桌上的電腦旁邊，因為如果你坐在這張辦公桌前使用電腦，你的工作很可能很快就能完成了！

另一種方式是：如果你有一個空間需要某種能量，要先釐清你想要達到什麼目的，然後找出適合的水晶來支援它。比方說，如果家人經常意見不合，你想讓大家變得和諧一點，就可以使用黑碧璽，協助將負向能量轉換為正向能量。你可以將黑碧璽放在家人最常聚在一起的地方，如餐桌上或全家人都會看到的置物架上，也可以放在客廳，因為那是家人聚在一起看電視地方。重點就是，要把水晶放在能量問題最常發生的地方。

關於水晶擺設的故事中，我最喜歡的是在工作坊上聽到的。一位媽媽問我，是否適合在臥室放置黃水晶。由於黃水晶是跟顯化有關，我就問她是不是想要再生一個孩子。她一想到自己生活已經那麼忙碌，如果再生一個孩子就嚇

得瞪大眼睛，一臉驚恐模樣，她馬上用力搖頭，全班同學都笑出來。她了解到，她最不想要顯化能量的地方就是臥室，而是希望自己在工作上能有所表現，所以我建議她將黃水晶放在辦公室的某個地方，因為這樣更能讓黃水晶發揮能量，幫她達成目標。

當你在決定該將水晶放在哪個位置時，請運用你的想像力，因為每一個房間都會有特定的活動，也會培養出某種特定能量。如客廳是社交的場所，而入口玄關則是迎接和送客能量的地方，孩子的房間能夠多點滋養和安全的能量，或是有很多歡樂和成長的氛圍。在每一個特定場所，都可以放置水晶來支持該特定空間的能量，如果你試著這樣做，卻發現水晶無法提供你需要的支持能量，那可以隨時將它移到其他地方試試看。你需要多去實驗和觀察，才能真正了解水晶的作用，就像在烹飪時嘗試一種新的食材，可以閱讀很多關於這食材的書籍和文章，也可以研究一百種使用這食材的食譜，但都比不上你直接去烹煮它所獲得的真實經驗，水晶也是一樣。

讓水晶的擺設成為一種儀式。用煙燻，與你的水晶分享你的意圖，並感謝它的幫忙。經常查看你的水晶，經常做淨化。你的關注會幫助它了解它的能量應該往哪個方向去，也讓自己保持在最佳工作狀態，來提供你支持的力量。

水晶陣

　　將水晶放置在重要空間裡，使它們神聖化，激發出它們的能量，然後記錄成效結果，對於你判斷是否要使用水晶陣來工作非常重要。水晶陣是非常強大的工具，可以讓你去駕馭與結合不同種類的水晶能量，來改變空間或情況。但是，確實需要對水晶先有一些經驗，才能發揮出這種合作的效果。

　　隨著人們對水晶的興趣再度興起，我在社群媒體上看到很多水晶陣的照片。可惜的是，有許多只是單單用水晶擺出漂亮圖案而已，並沒有去考慮到每一種水晶的能量及如何讓它們協同工作。這就是為什麼我會鼓勵你要反覆練習使用同一顆水晶，這樣才能由內到外澈底了解它的能量。當你還不了解每一種水晶的特性，就把一堆水晶排列在一起，就像你隨便把一堆食材丟進鍋裡，期待能做出美味佳餚一樣。就算你把食物擺在盤子裡、擺得很漂亮，也不代表你做出來的食物就會很好吃。

　　烹飪時，了解每一種食材的作用，會有助於你做出一道更好吃的料理。你會知道哪些味道可以搭配在一起、用何種比例搭配效果最好。同樣的道理，單獨使用一種水晶，可以幫助你了解不同水晶該如何彼此搭配，不同能量該使用多少比例，才能得到你想要的結果。

　　跟水晶的其他應用方式一樣，哪一種水晶陣最適合你，是依據你的能量對水晶做出的反應而定，也只有透過勤奮和耐心使用水晶，才能真正知道。在這之前，使用單一種水晶會讓你獲得很多好處，雖然它們看起來不像網路上的水晶陣那麼華麗，但你會發現自己已經可以開始自然而然地擺設出水晶陣了。

為他人進行水晶療癒

這本書是專為水晶初學者所寫的使用指南，整本書的架構都是為了幫助你在使用水晶能量方面打下穩固基礎，以便將水晶的力量和療癒帶入自己的生活中。但是當你開始從水晶得到好處，也體驗到它們帶來的深層療癒後，你很自然會想要去幫助別人，尤其是幫助你所愛的人。你愈常使用水晶，就會愈了解水晶可以為那些一直在掙扎和受苦的人帶來什麼樣的力量和支持。你會想要幫助別人，是因為你將能夠在別人感到絕望的地方看見希望。

然而，當你在靈修與療癒道路上走得愈深，就會了解到，不去影響別人的能量空間有多麼重要。如果忽視這一點，等於直接違反了靈性法則。

這是根本原則：**未經他人許可，不要對任何人傳送能量。**

再怎麼強調這件事的重要性都不為過。你自己也一定不希望有人在沒有告知你、也未經你許可的情況下闖入你家，然後開始幫你整理家務，扔掉他們認為你不需要的東西，然後把你不需要的東西放在某個位置。這等於侵犯了你和你的空間，也是對你、對你的決定及你所選擇的生活方式的不尊重。

同樣道理，每個人都有屬於自己的能量空間，要如何在那個空間裡生活，是他們自己的選擇。即使很明顯有人因為做了某些決定，或是對自己身體做了某些事情，以致對自己的生命帶來某種傷害，你也不能強迫他們改變。你必須讓他們過自己的生活，即使他們走上自毀的道路，也必須讓他們去。這是靈性法則。那不是你的人生；也不是你能做的選擇。

即使立意良善，也不能就此認定你有能力為別人做出最好的決定，你可能連為自己做出最好決定的決定都有困難呢！因此，若涉及任何形式的能量療癒，包括水晶療癒，除非你得到對方明確的許可，否則絕對不可向其他人發送任何療癒能量。如果你在沒有對方允許的情況下為他們進行療癒，我保證你會

適得其反。因為他們會抗拒，不僅你想療癒的人得不到醫治，你也會被業力之火燒焦。

　　唯一的例外是，如果你是孩子的父母親或監護人，或是某人深深信賴你。當孩子還幼小必須照顧他們，有責任在生活中一切事情上教導他們，他們還沒有能力可以準確衡量事情、做出正確決定。也許年紀尚小的孩子可能比較願意接受你的幫助，但隨著年齡增長，他們也會開始抗拒，不要強迫他們接受任何能量療癒，這點非常重要，因為他們需要自己的空間來發現什麼東西適合自己。如果你強迫他們接受療癒，這會給他們帶來負面經驗和不好的感覺，無論是現在或將來，只會讓他們抵制任何類型的療癒能量。如果你能允許他們用自己的方式來發現療癒的能量，實際上就會增加他們接受療癒的機會，因為你已經給了他們一個能量空間去探索這些能量潛能。

　　如果有青少年或成年人拒絕水晶或水晶的能量，請尊重他們的意願。就像你想要把美味的食物塞給不想吃的人一樣，如果他們不想接受，那麼你把療癒能量帶給他們是毫無意義的。強迫他們跟任何能量互動，只會導致他們加倍抵抗，而且還會對治療能量產生負面反應。

　　但是，如果他們用懷疑的眼光看著你，然後說：「這好蠢喔」、「開什麼玩笑啊你」、「你是瘋了吧」，但是卻願意接受水晶，那麼這很清楚就是緣分。他們會說「好啊」、「有何不可」，即使語氣裡面帶點嘲笑意味，那就表示他們同意。雖然表面上有點懷疑，但他們內心其實有允許一點點療癒的機會進來幫助他們。

　　如果你希望為你所愛的人進行水晶療癒，可以給他們一塊你認為對他們有支持力的水晶或礦石；與他們分享一些對你有用的方法，幫他們做一點簡單說明，教他們如何使用水晶，甚至鼓勵他們閱讀這本書。但是不要指望他們會像你一樣對水晶充滿熱情。雖然他們有表現出興趣，但或許還沒準備好完全投入相關的療癒，而且有可能不會去使用你送給他們的水晶，這也沒關係。當他們準備好了，就自然會跟水晶互動，不要對他們抱持任何期待，要給他們空間。

雖然你的意圖是幫助他們透過水晶能量得到療癒，但你的耐心本身就是一種愛的療癒行為了。

雖然在某人身上放置水晶似乎沒什麼大不了，因為它看起來非常溫和、美麗、寧靜，但實際上當一個人的能量跟很多水晶同時發生作用時，那種經驗是非常激烈的。把水晶放在自己身上是一回事，但是把水晶放在別人身上，意謂著你正在使用水晶來積極影響他人的能量。你會讓這個人的能量對水晶能量做出反應，並打開自己更深、更複雜的內在層面，直通他們的靈魂。這過程會揭露出很多討人厭的東西，而正是這些東西阻礙了這個人往前走，為了完成這個過程，你需要引導他們去通過一些會發生激烈反應的地方，並提醒他們那些地方一點都不「好玩」，事實上，可能非常恐怖。所以如果你打算為別人進行這種治療，你必須確保自己已經做好充分準備，有能力迎接這些能量而不是被它們嚇到，同時也確保你所幫助的人可以受到充分保護。因此，將水晶放在一個人的身上，不該是因為「好玩」而隨意或輕率去做的事情。就像沒有經過多年的醫學訓練不可能在大手術上操刀一樣，如果沒有接受廣博的訓練，也不可能執行真正有效的水晶治療。雖然人們知道外科手術的複雜性，但許多人並不了解能量療癒的嚴重性，不知道它實際上有多麼精微、複雜和嚴肅。

如果有人未經訓練，或是錯誤引導別人進行水晶治療，很容易因為自己的無能而傷害到對方，不僅對他們的治療對象造成傷害，也會傷到自己，他們必須一直背負著這種錯誤行為的能量，直到他們為自己的無知負起責任並修復造成的傷害為止。所以，除非你有在別人身上放置水晶的訓練和經驗，否則，請避免進行這種治療。你可以選擇接受培訓，或是只在自己身上練習就好。如果你不想接受訓練，又執意將水晶放在別人身上的話，請小心，你一定會背負你所造成的傷害的後果，就算你不是故意的或是出於意外。

如果你想幫助他人進行水晶治療，一個有效的方法是與他們分享你對水晶的體驗，並將你所知道的訊息傳授給他們。誠實回答對方的問題，是幫助他人了解和培養自己與水晶之關係的最佳方式之一。總之，如果你想知道，哪一種方式可以讓你用水晶的能量為別人帶來最大幫助，那我就告訴你一個祕密：要幫助你所愛的人，你能做到、力量最強大的一件事情（比起送他們水晶或向他們發送療癒能量更好），就是改變你自己的能量。

　　當你自己得到療癒，你的能量就會改變，並產生連鎖反應，你跟每一個人的關係都會在某種程度上發生改變，而且都會變得更好。根據我自己的經驗，我曾親眼見到透過水晶的強大療癒能量，激烈對立的關係瞬間融化變成愛，一整個家庭都得到療癒，只因為其中一個成員能量改變並得到療癒。我見過人們在找到真正的自己之後，不久就突然找到他們的生命伴侶。在我自己的形上學歷程中，親身見證過非常不可思議的事情，但是看到有人先療癒了自己之後發生的不可思議奇蹟，依然讓我感到震驚。

　　所以，不要為那些不想接受水晶療癒能量的人擔心。全心全意專注於你自己的深層療癒，你會發現，周圍其他人的能量自然而然發生改變。

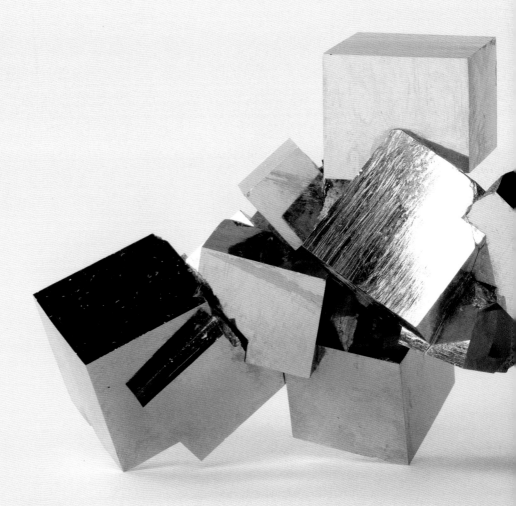

立方黃鐵礦

「當一個人心中帶著大教堂的意象
對著一座石堆沉思，那一刻
石堆便不再是石堆。」
——安東尼·聖修伯里《小王子》
（Antoine de Saint-Exupéry, *Le Petit Prince*）

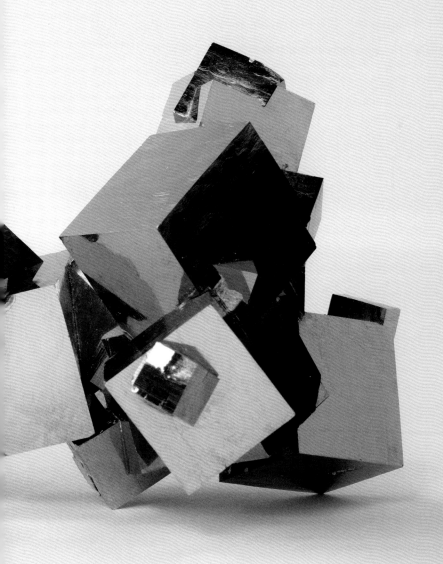

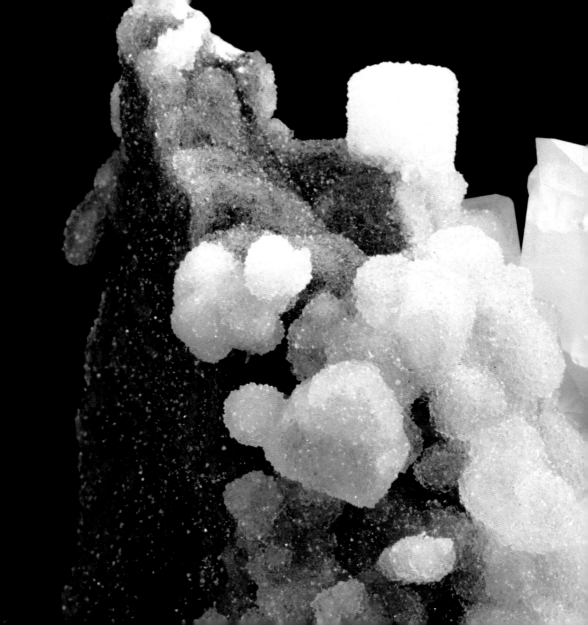

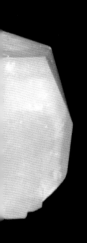

Chapter 13

如何挑選屬於
你的能量水晶

你會拿起這本書來讀，是因為想了解水晶的力量。不知何故，你一直都知道水晶不僅僅是石頭，它們真的非常強大，有很強的療癒力量。雖然你能感覺到這些，但不知道如何辨別和感受它們的能量，因為水晶具有療癒能力的概念，常常讓人感覺有點虛幻——你想要相信，但又不確定它到底是不是真的。不過，雖然有所疑惑，你還是感覺自己跟它們有所牽連。

於是你開始閱讀這本書，希望能找到你一直在尋找的答案。但是當你讀完所有章節，發現到這本書根本沒有一個簡單、直接的答案，也沒有一條簡單的公式可以不假思索地遵循套用（根本沒有任何明確清晰的答案）。雖然你生活在一個充斥著華麗圖案、簡短摘要、片段影片及其他可以獲得即時滿足之資訊的世界，但這本書要求你轉換方向，讓自己沉浸在一種較緩慢、較仔細的學習方式中。

書中的練習懇求你仔細、勤奮地去梳理水晶知識的細節，正因為這樣追根究柢的過程，才能夠看到你對水晶能量的預感確實是準確的，而且你確實與真實的水晶建立了連結。你體驗到，你對水晶能量的感知和了解並不是只有少數有天賦的人才能擁有的能力，而是每個人都擁有的才能。但是為了走到這一步，需要更透澈了解形上學，更重要的是，對自己有更透澈的了解。

我撰寫這本書的目的是幫助你認識和使用水晶，讓你獲得真正的力量來療癒你自己。因為你花了時間讀完所有章節，完成所有練習，擴展了自己的直覺

感應能力，你現在對水晶已經有了更深入的了解。

你現在已經知道，為什麼認真從地球開採出來的礦石，無論是在晶體的實體上和能量上狀態都會比較好，也知道為什麼它們會比大多數你在水晶商店中看到的水晶還要貴。同時也知道，雖然稀有礦石更令人垂涎，但實際上對你最有用、最需要的就是一般礦石而已。你也已經認識了各種不同類型的形上學能量水晶，及如何使用它們的方法。

現在你已經掌握到了解礦石細微差別的所有必要資訊，接下來我們就可以繼續來討論如何選擇水晶。

使用單一種水晶，花時間慢慢跟它們相處

我知道走進一家水晶商店，不帶走一堆水晶就不想離開是什麼感覺。但是，一次購買多種水晶，就像你抱了一堆衣服回家，雖然多了很多新衣服，但常穿的就是那幾件。幾個月後，再翻看衣櫃，發現自己根本忘了曾經買過那些衣服，也沒有心思穿它了。

如果一次購買很多水晶，也會發生同樣的事情。把它們帶回家後，只會被其中一顆水晶吸引，然後把其餘的水晶跟你之前購買的全部收在一起。要不就是，可能會把很多水晶帶回家，然後零零散散地使用它們，還看不到什麼效果就急著換另外一種。你會不停換來換去，從這顆水晶換到另一顆水晶，甚至還會回去那家水晶商店，抱更多水晶回家，因為你覺得沒有得到想要的療癒能量。

如果一次買太多水晶，只能從水晶得到膚淺的結果，幾乎沒辦法深入去了解水晶的能量；一次處理太多種水晶，注意力會被分散，而且也無法了解每一種水晶在你身上到底能發揮什麼作用。也有可能你會特別關注其中一些水晶，想要深入了解它們，卻忽略了其他水晶。

偶爾，我可能會把我個人使用的水晶借給我先生或我朋友，但最後水晶還是會回到我身邊。雖然其他人可以從我水晶的能量中受益，就像一雙最愛的舊鞋，我的水晶一定還是比較「適合」我。

你也可以擁有一些專門和別人共享的水晶。比如你跟家人共用的水晶、用來促進工作上與人合作關係的水晶，或是你在治療工作中使用的水晶。當水晶被特別選擇（或它本身特別想要）用來幫助別人時，它們就是大家共享的水晶，它的能量就是為了與人分享。

你可能會發現，你的水晶想要從一種類別轉換到另一個類別，也許個人專屬的水晶會變成大家共享的水晶，也或許你把一顆水晶借給一位朋友，結果發現他們相互屬於對方。然後，出於愛，你可能會選擇將水晶的監護權交給你的這位朋友。有時你會被一顆水晶吸引，是因為你注定要幫助那顆水晶找到它需要去的地方、找到真正需要它的人、把它帶到可以投射出最深層療癒能量的地方。

先為自己做選擇

請記住，幫助別人的最好的方式是專心療癒你自己；先把自己放在第一位，先照顧好自己，就是在幫助別人。

如果你打算使用水晶來做療癒，請帶著你的意圖和關懷之心來選擇你的水晶。把你的錢投資在能夠支持你療癒旅程的水晶；和它們一起工作，讓它們來幫助你。當你得到療癒，就會提升自己的振動頻率。因為你在能量上與這世界每一位眾生都是緊密相連的，提高你的振動也意謂著你在提高整個世界的集體振動頻率。因此，療癒自己對其他所有人都有好處。

所以，深入你自己的療癒旅程，補充自己的能量庫，然後繼續前進，就有辦法將溢出的能量分享出去。用水晶來助你一臂之力，它們一直都在等著要幫助你。

「如其在上，如其在下；
如在其下，如在其上。」
──三重偉大的赫密士《翠玉錄》
（Hermes Trismegistus, *Emerald Tablet*）

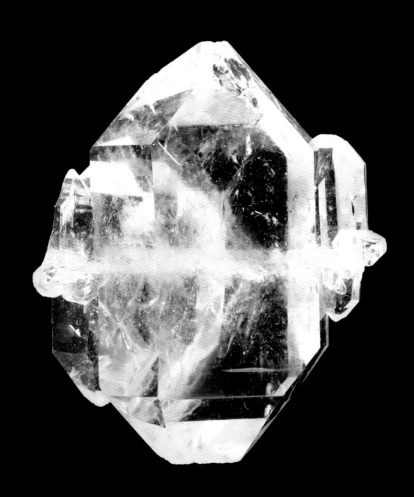

縫合水晶（Faden Quartz）

一位水晶治療師的鼓勵話語

如你所知，水晶不是形上學機器人，它們遠勝於此。它們是地球母親的有形物質身體化身而成的靈魂能量導師。就像你跟其他人的關係一樣，你與水晶的關係也是一條雙向道。雖然你擁有手和腳，而且有能力移動水晶，但這並不表示你可以控制你們的互動。與水晶合力工作是一種夥伴關係、一種舞蹈，在這支舞蹈中，你們雙方結合所創造出來的另一股能量，會大於你們各自能量的總和。它是一種能量，可以強化你、療癒你，同時也能提升整個世界的振動。

所以，恭喜你讀完這本書並專注投入這些訊息，證明了你確實是一位水晶的求道者，真心渴望了解水晶治療。你已經向水晶知識敞開心扉，現在需要的只是時間、練習、耐心及覺知，將經驗轉化為智慧。

請把你在這本書上學到的東西當作一個起點，從這裡開始建立你對水晶的經驗，透過水晶的幫助療癒自己並提升你的振動。因為你擁有的獨特能量，及來自這份能量的創造力，一定會超越我對水晶所知的一切，把關於水晶的知識再往前推進一步。

你會來到這個星球，必定有特殊理由。所以，只要記得打開你的心去聆聽，水晶就會永遠給你支持。只要你真心誠意，水晶就會無時無刻指引你，幫助你在靈性旅程上往前邁進。

水晶一直在耐心等候你的靈魂甦醒，現在，時間終於到了。

水晶很高興與你一起踏上這段旅程。

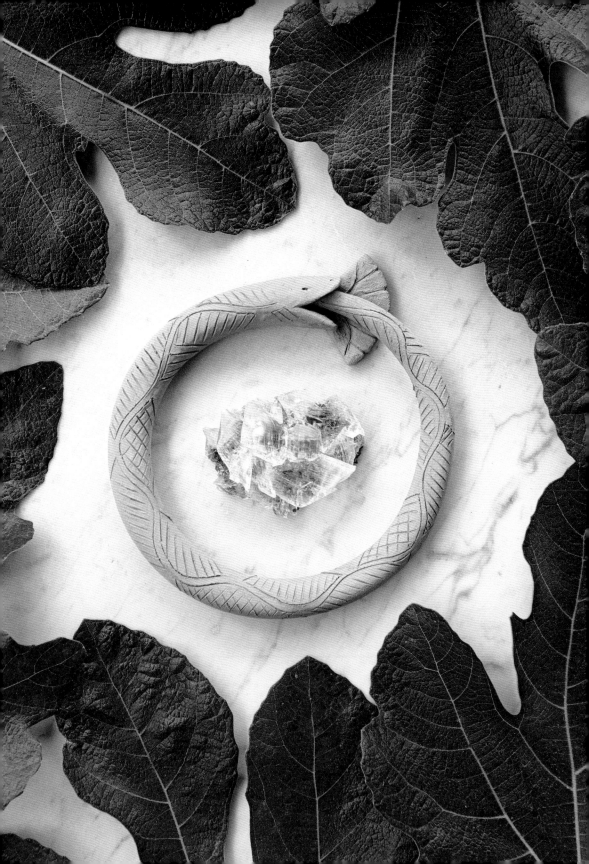

結尾冥想

請以這段結尾冥想來圓滿你的能量。它們標誌著一個人生經驗篇章的完成，並且讓你剛剛走過的歷程神聖化。到這裡，你已經踏上了偉大的旅程，你學習到關於水晶的知識、開發了你的直覺感應力，而且經歷了這兩個元素協同合作的煉金成果。

這本書以一個冥想作為開頭，標誌著一段水晶旅程的展開。現在你已經完成所有章節和練習，也代表這旅程已經來到尾端。雖然你可能會經常翻閱這本書中的資訊，但重要的是，要確實認知到，你已經完成了水晶學習的一個圓。

這個圓，在銜尾蛇圖像中別具意義。當這隻蛇咬住自己的尾巴，這種矛盾也標示著它的一個旅程的結束、同時也是另一個旅程的開始。雖然這個圓形運動是永遠持續不斷的，但從頭到尾的每一個循環，都可以看作是更大願景圖像中的一小段。因此，認肯自己此刻達到的成就，你就建立了一個視角，從它看到你在自己的壯闊靈性旅程當中已經完成了一段進化。

以下這段結尾冥想，代表你已經完成本書的旅程。進行此冥想之前，請閱讀以下文字，做一次深呼吸，然後閉上眼睛。與這段話語的能量同坐，直到它完全融入你。完成之後，就可以張開眼睛。

感謝水晶，

感謝水晶指導靈，

以及光之導師

引導我走得更深

與水晶世界感應連結。

願以我所知

療癒我自己，也因此療癒他人

不受自我拘限，帶著謙卑之心

服務一切眾生。

Amen/ Namaste

阿們 / 誠心禮敬一切

水晶索引

　　以下是我在練習 5（第 233 頁）推薦過一些水晶的形上學特性，內容都是根據我使用水晶後的經驗而撰寫的濃縮摘要，目的是作為一種大範圍的指引，幫助你更了解水晶的特性。說明文字是特意以概括性和非特定的方式撰寫，以便為你的練習經驗留出空間，可以跟此處提供的訊息做連結。如果你想知道更詳細的資訊，可以查閱水晶參考指南或網路上的水晶資料庫來獲得其他觀點。但是，請記得，有些描述的文字非常含糊，根本無法說出任何重要內容，當你把資訊拿來對照，有時甚至會相互矛盾，這類的描述你可以不需要讀。有些作者的說明文字比較清晰而且彼此相關聯，會觸動你、與你產生深刻共鳴。你可以在第 242 頁〈判斷描述水晶的特性是否真確〉中學到，如何確定哪些資訊是對你有幫助的訊息。

　　請注意，由於不同地點開採出來的礦石會有物理外觀上的差異，你的水晶可能跟以下圖片中的水晶有所不同，但只要你的水晶已經被確認身分，它們就具有與以下描述相同的形上學特性。

　　以下水晶是依照色彩做分類，從頂輪開始，到海底輪結束。

月光石

與陰性能量連結，包括柔軟與女性特質的能量。有助於讓人靜止於當下：更容易接收能量或進入某種能量狀態，不躁動也不向外汲汲營營。

透石膏

連結純白色靈性之光的能量。這種能量有助於連結你的高我及最高靈性智慧。有助於開啟通靈感應力。此外，也能透過白光持續提供源源不絕的淨化能量。

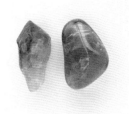

紫水晶

紫水晶是通往靈魂世界的溫和門戶。與精微能量層共振，是有形物質層界與無形乙太層界的交接點。能夠使精神能量化為有形，也適合想要了解靈性概念或對精神世界有更深刻認識的人使用。

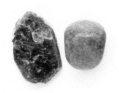

鋰雲母

可用來平衡頭腦的能量，尤其是頭腦過度活躍的人。可有效減輕焦慮，減少頭腦分歧思想與雜念紛飛的情況。由於可有效降低頭腦的雜音，因此能夠更清晰地連結心靈、情緒感受及肉體知覺，獲得它們的智慧。

蘇打石

這是一種可幫助你堅定毅力、忠於人生目標的礦石。讓你做出的決定都能符合你真正的渴望與夢想。特別適合用於工作和事業上。當你感到沮喪時依然有力量堅持下去。

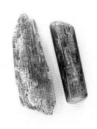

藍晶石

有助於促進人際溝通，將靈魂面與情緒面的訊息轉化為口語或其他較為具體的形式。建立起喉輪與上層脈輪及下層脈輪之間的連結。協助將能量層面及你需要與之溝通的訊息浮現到表層，被你感知。

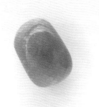

天使石（藍色硬石膏）

協助你與天使、轉生靈魂、或是你親近的指導靈接通連結。有助於接收來自靈界往生親人的訊息。透過肉體感官覺受、肢體動覺、或是感官記憶來取得直覺資訊。

藍紋瑪瑙

有助於人際雙向溝通的順暢。當你想要找到正確字眼或正確方式來開啓你想說的内容時，特別有用。

海藍寶

「冷卻」能量，有助於減低和軟化怒氣與挫折感。消除緊張和不安，緩和情緒。幫助一個人感知事物和情況的弱點與易受攻擊的部分。與水元素相關連。

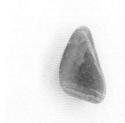

菱錳礦

療癒内在小孩。喚起童年與年少時期需要被療癒的經驗和記憶。經常能連結到童年時期最痛苦、最脆弱的創傷。能夠在你療癒這些創傷時，提供你支持的力量。

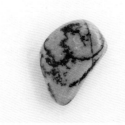

薔薇輝石

了解不怕受傷害在愛情關係中的重要性。既能承受傷害，又能與他人保持關係。能夠保持敞開與信任的心。喚起與意外傷害有關的經驗回憶，其中有些可能埋藏已久。允許負面情緒的存在，放下心理防衛，如此才有可能得到療癒。

綠色東菱石

以慈悲和接納之心溫柔看待自己的情緒。將混亂的情緒和感覺加以分門別類，釐清它們的内容。以溫柔和緩的方式看清個人感受。

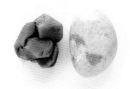

天河石

言行一致之石。口裡說的和內心想的保持一致。能夠在更深的層次上凸顯你的思想與行動之間的矛盾與不協調。因此它能幫助你看到你的行為弱點及它在你生活中所帶來的後果。同時也讓你看到，與你的靈魂保持一致的重要性。

粉晶

詳見第 4 章〈三種必備基本款水晶〉，從 129 頁開始。

粉紅方解石

對於總是優先照顧別人、忘記照顧自己的人非常有幫助的一種礦石。讓你了解為什麼你會把別人放在自己之前。以一種更為健康平衡的方式來表達你的愛。尤其對於努力尋求社會認可的母親和孩子特別能產生共鳴。

孔雀石

能夠幫助你揭露和釋放被壓抑、深埋的情緒。對於自己的情緒感受有所覺知，了解感覺的真正來源。對於一般男性或是已經被理性制約、忽略情緒感受的人，特別能產生共鳴。

葡萄石

有助於建立自信和自尊。幫助一個人肯定自己的能力與貢獻。肯定自我的獨特性，悠遊自在於外人面前展現自己的個性。

黃鐵礦

協助實現有形的目標。將理念與思想化為具體之物。協助完成工作與任務。

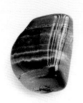

虎眼石

幫助人們了解自己的動機、願望和抱負；了解自己的渴望與人生目標之間的關聯。通往夢想的道路可能曲折難行，存在著許多方向上的變數，此種礦石能幫助你在實現目標之前勇敢面對這些經驗。

紅碧玉

是一種可以提升你的勇氣與力量的礦石，增強你的決心與毅力。尊重身體的需要和欲望特別能產生共鳴。

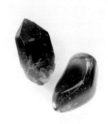

煙晶

將更多的光與能量帶入你的身體。對於有任何一種生理疾病或身體虛弱的人帶來支持的力量。讓靈魂面與肉體層面有更深的連結。有助於將靈性層次的智慧帶進物質生活的經驗當中。

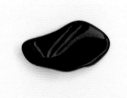

黑曜岩

支持你以敏銳而精確的方式除去生活中不再需要的東西。無論這些事情自己是否有意識到。以快刀斬亂麻的方式移除某些能量，就像快速撕掉繃帶，而不是慢慢剝掉，以減輕移除時的痛苦感。

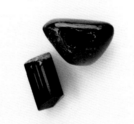

黑碧璽

詳見第 4 章〈三種必備基本款水晶〉，從第 96 頁開始。

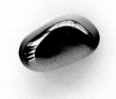

赤鐵礦

詳見第 4 章〈三種必備基本款水晶〉，從第 105 頁開始。

PHOTO INFORMATION

　　我將有關水晶礦物的特定地理來源（稱為地點）與照片標本的來源一起分享給你。在科學上，地點來源具有重要意義，因為它可以深入了解晶體起源地區的地質情況，而對於礦物收藏家來說，它有助於確定稀有度。越詳細的地域訊息，科學性越高；它還可能使礦物對收藏家更有價值。以下每個清單還包括水晶的尺寸（滾石除外）。

　　在閱讀以下內容時，對您了解一些礦物學術語會有所幫助。基質是嵌入化石、晶體或其他材料的任何岩石材料。在礦物學中，假晶（Pseudomorphs）用來表示曾經由一種礦物組成的晶體，最終被另一種礦物取代，同時仍保持其先前的外觀形式。最後，在礦物學中，出處表示與特定礦物標本收集歷史相關的任何信息。這裡的「出處：Ex Rock H. Currier Collection」是指該物品曾經屬於著名的重要礦物收藏家 Rock Currier。

4–5　　SHEET SELENITE | Cathedral Valley, Utah, U.S. | 25.7 × 15.6 × 2.6 cm

6–10　　AMETHYST WITH HEMATITE | Moonlight Mine, Thunder Bay, Ontario, Canada | 10.4 × 6.6 × 3.4 cm

16　　OPAL IN MATRIX | Trinidad, Queretaro, Mexico | 5.7 × 4.4 × 2.4 cm

20　　*Clockwise from top:*
AZURITE | Nevada Lode, La Sal, Utah, U.S. | 8.5 × 6 × 3.4 cm
AZURITE | Nacimiento Mine, Sandoval County, New Mexico, U.S. | 6.4 × 4.4 × 1.8 cm
AZURITE | Morenci, Arizona, U.S. | 5.2 × 4.1 × 2 cm
AZURITE SUN | Malbunka Copper Mine, Western Aranda Country, Areyonga (Utju), Central Australia, Northern Territory, Australia | 7.8 × 6.1 × 2.9 cm

25　　CALCITE CONCRETION (AKA FAIRY STONE) | Québec, Canada | 23.4 × 15.6 × 1.2 cm

33　　SMOKY QUARTZ | Lake George, Colorado, U.S. | 24.2 × 10.5 × 8.7 cm

38–39　　TWIN LAW QUARTZ | 7.4 × 6.9 × 5.9 cm

46　　QUARTZ EGG WITH RUTILE AND OTHER UNKNOWN INCLUSIONS | 4 × 3.1 × 3.1 cm

47　　PYRITE WITH QUARTZ | Peru | 9.4 × 6.3 × 4.3 cm

53　　SAND DUNE JASPER | Madagascar | 12.3 × 10.6 × 0.6 cm

54–55　　AMETHYST AND "CITRINE" CACTUS QUARTZ (AKA SPIRIT OR PINEAPPLE QUARTZ) | Mpumalanga, South Africa | 12.5 × 12 × 14.1 cm | The orange-yellow hue of this crystal is the result of staining from other minerals rather than the color having been generated within the crystal itself. Therefore, this is not geologically considered a citrine, though it lends itself to citrine-like energies because of its color.

60 BERYL | Spargoville, Australia | 10.2 × 9.1 × 0.7 cm

62–63 LA PIETRA PAESINA (AKA RUIN MARBLE OR FLORENTINE MARBLE) | Florence, Italy | 10.2 × 7.1 × 0.7 cm

64 PINK PORPHYRY | Murchison Province, Western Australia, Australia | 27.1 × 6.3 × 9.7 cm

65 MALIGANO JASPER CABOCHON | Sulawesi, Indonesia | 3 × 3 × 0.5 cm | Cabochon cut by Gary Wiersema

66–67 QUARTZ AND MINOR CALCITE AND PYRITE | South Shetland Islands, Livingston Island, Antarctica | 9.2 × 8.9 × 6.2 cm

70 *Clockwise from top left:*
CHRYSOCOLLA | Congo | 8.6 × 9 × 4 cm
ANDRADITE GARNET | Mexico | 8.8 × 6.4 × 5.4 cm
LEPIDOLITE VARIETY "WATERMELON MICA" | Brazil | 8.2 × 5.4 × 0.7 cm
PHENAKITE | Nigeria | 1.9 × 1.4 × 1.1 cm
TOPAZ | 1.8 × 1.3 × 0.8 cm
SPINEL | 1.6 × 1.5 × 1.2 cm
EPIDOTE | Quetta, Balochistan, Pakistan | 4.9 × 4.3 × 3.1 cm
SODALITE
HEMIMORPHITE | Mexico | 7.6 × 6.3 × 4 cm

80 QUARTZ | Arkansas, U.S. | 10.6 × 2.9 × 3.5 cm

81 AMETHYST | 21.2 × 13.6 × 7.1 cm
82 ROSE QUARTZ | 8.3 × 8 × 5.3 cm
83 CITRINE | Shaba, Zaire | 7.7 × 4.4 × 2.9 cm
84 SMOKY QUARTZ | 5.7 × 2.1 × 1.8 cm
85 QUARTZ | Arkansas, U.S. | 10.1 × 6.5 × 4.2 cm

86 QUARTZ WITH SPECULAR HEMATITE | Musina, South Africa | 8.5 × 2.5 × 2 cm

87 QUARTZ WITH HEMATITE | Jinlong Hill, Guangdong Province, China | 11.2 × 8.7 × 9.4 cm

88 AGATE SLICE | 12.8 × 13.6 × 5.8 cm | Provenance: Ex Rock H. Currier Collection

89 OCEAN JASPER | Marovato Mine, Ambolobozo Peninsula, North West Coast, Madagascar | 5.6 × 3.3 × 0.4 cm

90 QUARTZ CHALCEDONY | Nasik, India | 7.1 × 4.8 × 3.5 cm

91 GOLD SHEEN OBSIDIAN (AKA MAHOGANY OBSIDIAN) | United States | 8.8 × 7.5 × 0.6 cm

92–93 *From left to right:*
BLACK TOURMALINE | Namibia | 6.3 × 2.5 × 1.5 cm
ROSE QUARTZ | 6.3 × 2 × 4.7 cm
BOTRYOIDAL HEMATITE | Morocco | 6.3 × 4 × 2.9 cm

95 BLACK TOURMALINE | Capelinha, Minas Gerais, Brazil | 14.5 × 9.7 × 6.3 cm

98 BLACK TOURMALINE IN QUARTZ CABOCHON | 3.1 × 2.2 × 0.5 cm

103 *From left to right:*
BLACK TOURMALINE | China | 4.1 × 3.6 × 4.2 cm
BLACK TOURMALINE | Brazil | 12 × 4.5 × 3.3 cm
BLACK TOURMALINE | Namibia | 5.1 × 4.9 × 5.3 cm

104 HEMATITE PSEUDOMORPH AFTER MAGNETITE | Payún Volcano, Altiplano del Payún Matru, Malargüe Department, Mendoza Province, Argentina | 6.9 × 6 × 5.2 cm

107 HEMATITE | Brumado, Bahia, Brazil | 3 × 2.1 × 0.4 cm | Provenance: Ex Rock Currier Collection

112 HEMATITE GEODE | Pilbara Region, Western Australia, Australia | 9.8 × 7.8 × 7.9 cm

117 BOTRYOIDAL HEMATITE | Morocco | 6.4 × 3.6 × 2.6 cm

118 LIMONITE AND HEMATITE PSEUDOMORPH AFTER MARCASITE (AKA PROPHECY STONE) | White Desert, Egypt | Approx. 8.7 × 1.2 cm to 13.6 × 3 cm each

125 HEMATITE WITH RUTILE | Novo Horizonte, Brazil | 3.7 × 3.5 × 0.5 cm

128 ROSE QUARTZ WITH DENDRITE INCLUSION | Brazil | 4.2 × 2.9 × 2.8 cm

131   ROSE QUARTZ GEODE (*left*) | Patagonia | 7.3 × 5.5 × 2 cm

PINK QUARTZ (*right*) | Pitorra Mine, Minas Gerais, Brazil | 5 × 3.8 × 2.6 cm Because these rare pink-colored quartzes have chemical formulas that differ from traditional rose quartz, they are not geologically considered rose quartz. But they are still energetically close enough to share rose quartz's purpose of manifesting divine love. In particular, the geode shapes provide an added focus of manifesting that love inward, toward one's self.

134   ROSE QUARTZ | 26 × 24.7 × 16.5 cm

137   RAINBOW LATTICE | Utnerrengatye (Rainbow Caterpillar) Mine, Harts Range, Northern Territory, Australia | 1.5 × 0.7 × 0.3 cm

146   LABRADORITE | 7.5 × 2.8 × 1.4 cm (*front*); 4.6 × 4.8 × 1.1 cm (*rear*)

148   AMETRINE | Anahi Mine, Santa Cruz Department, Bolivia | 9.5 × 2.9 × 4.1 cm | The color zoning in this stone occurs as a result of the trace hematite in the lattice changing oxidation states during the crystal's growth.

149   FIRE AGATES | Mexico | 1.1 × 0.8 × 0.6 cm (*top*); 1.4 × 1.2 × 0.6 cm (*bottom*)

151   *Outer circle, clockwise from top:*
CALCITE | Mexico | 15.4 × 10.8 × 9.2 cm
COBALT CALCITE | Congo | 7.2 × 6 × 4.2 cm
CALCITE | Huanggang Mine, Hexigten Banner, Ulanhad League, Mongolia Autonomous Region, China | 5.7 × 3.5 × 6 cm
CALCITE (BLUE ROUGH) | Mexico
SAND CALCITE | 6.7 × 2 × 1.9 cm
MANGANO CALCITE | Mangano, Peru | 5.8 × 3.4 × 3.1 cm
CALCITE (GREEN RHOMBOID) | Mexico | 5.8 × 2.2 × 2.1 cm
Inner circle:
CALCITES (ORANGE, CHARTREUSE, AND RED) | Mexico

152   TOURMALINE SLICES | 2.5 × 2.2 × 0.4 cm (*top*); 2.4 × 2.2 × 0.4 cm (*bottom*)

153   TOURMALINE SLICE | 3 × 3 × 0.3 cm

159   *Clockwise from top:*
ASTROPHYLLITE | Khibiny Massif, Kola Peninsula, Murmansk Oblast, Russia | 7 × 7.3 × 4.2 cm
CALCITE | Date Iron Mine, Hubei Province, China | 6.9 × 8.1 × 3.7 cm
COPROLITE | 3.6 × 1.5 × 1.4 cm
SPINEL IN MARBLE | Vietnam | 8.8 × 3 × 3.1 cm
WAVELLITE | Arkansas, U.S. | 7.9 × 5.4 × 5.8 cm

162   CITRINE RODS | Zambia | Approx. 3.4 × 0.6 to 5.4 × 0.6 cm each

163   RED PHANTOM QUARTZ | Zaire | 7.2 × 5.7 × 4.1 cm

164   *Top to bottom:*
BLACK TOURMALINE WITH CHRYSOCOLLA | 5.6 cm
BLUE LACE AGATE | 5.9 cm
ROSE QUARTZ | 7.2cm

165   *Top to bottom:*
OCEAN JASPER | 5.9 cm
LEPIDOLITE | 5.1 cm
QUARTZ | 7 cm
PINOLITH | 5 cm

166   QUARTZ | 6.6 × 4.5 × 2.4 cm

167   QUARTZ | Arkansas, U.S. | 7.7 × 3.6 × 2.5 cm

190   RED JASPER CONGLOMERATE (AKA JELLY BEAN JASPER) | Pilbara Region, Western Australia, Australia | 14.2 × 11.5 × 5.5 cm

191   CHIPBOARD RHYOLITE | La Paz County, Arizona, U.S. | 11.7 × 9.6 × 9.8 cm

192   RAINBOW OBSIDIAN CABOCHON | 9.2 × 9.2 × 1.4 cm | Cabochon cut by Kevin Lane Smith

193   FLUORITE WAND | 3.8 × 1 × 0.9 cm | Provenance: Ex Rock Currier Collection

194   AGATE EGG | 7.3 × 5.3 × 5.3 cm | Provenance: Ex Rock Currier Collection

195   TRAPICHE QUARTZ | Boyacá, Colombia | 3.5 × 2.3 × 0.6 cm

196   QUARTZ PLATONIC SOLIDS | Minas Gerais, Brazil | Approx. 2.8 × 2.8 × 2.8 cm each | Provenance: Ex Rock Currier Collection

ENDNOTES

12   **Much of the metaphysical jewelry:** Though *crystal* and *stone* have specific meanings geologically, for the purposes of this book the terms have been used interchangeably.

CHAPTER 3　石英家族的重要性

69   **Any mineral that contains any amount:** "The Silica Family Tree," created by John Encarnacion [@a_geologist]. The more common, familiar varieties of minerals, mineraloids, and rocks made up mostly of silica. Chalcedony is fibrous quartz. Chert is microscopically granular (like sugar) quartz. Agate has curved layers of chalcedony; onyx has flat layers. Jasper is red chert (colored by iron oxides); flint is dark—usually black—chert. Coesite and stishovite are high-pressure varieties of silica. Cristobalite and tridymite are high-temperature, low-pressure varieties. Quartz is stable under "moderate" temperatures and pressures and at the Earth's surface. Instagram photograph, February 27, 2015, retrieved from https://www.instagram.com/p/zoZqRMLHmP/.

71   **Quartzes like these can become colored:** "Quartz," Mindat.org, n.d., accessed December 28, 2017, https://www.mindat.org/min-3337.html.

71   **If you can see the crystals:** Also included in the micro-, cryptocrystalline quartz family are carnelian, plasma, sard, and heliotrope. See the website The Quartz Page at http//www.quartzpage.de.

72   **Sand, a nonrenewable resource:** UNEP Global Environmental Alert Service (GEAS), "Sand, Rarer Than One Thinks," March 2014. Accessed December 28, 2017, from https://na.unep.net/geas/archive/pdfs/GEAS_Mar2014_Sand_Mining.pdf.

73   **In 2016, researchers at the University:** "Eternal 5D Data Storage Could Record the History of Humankind," University of Southampton, News, February 18, 2016, https://www.southampton.ac.uk/news/2016/02/5d-data-storage-update.page.

73   **Each one-inch disk:** Based on a 3.1-megabyte plain text file. More precisely, the disk could store 121,770,116 copies of *War and Peace*, or 76,320 DVDs.

73   **Not only does the quartz glass:** Gabriel Bly, "The Future of Data Storage Is 5D," Colocation America, Technology News, September 7, 2016, https://www.colocationamerica.com/blog/eternal-5d-data-storage.

73   **Most closely associated with Mesoamerican:** David Hatcher Childress and Stephen S. Mehler, *The Crystal Skulls: Astonishing Portals to Man's Past* (Kempton, IL: Adventures Unlimited, 2008).

73   **Though the two cultural groups:** Lilou Mace, "Hunbatz Men: Mayan Elders, Prophecies, and Crystal Skulls," uploaded to YouTube December 11, 2013, https://www.youtube.com/watch?v=wJfnvXv9lzs.

74   **Current descendants of the ancient:** Chris Morton and Ceri Louise Thomas, *The Mystery of the Crystal Skulls: Unlocking the Secrets of the Past, Present, and Future* (Rochester, VT: Bear, 2002).

74   **He was also responsible:** Esther Leslie, *Synthetic Worlds: Nature, Art and the Chemical Industry* (London: Reaktion Books/Chicago: University of Chicago Press, 2007).

74   **There, he would go on to research:** IBM, "Magnetic Stripe Technology," n.d., accessed December 28, 2017, https://www.ibm.com/ibm/history/ibm100/us/en/icons/magnetic/team/

75   **While conducting experiments:** Marcel Vogel, untitled manuscript, n.d., accessed December 28, 2017, http://marcelvogel.org/MarcelVogel.pdf.

75   **Vogel would go on to declare:** This quote from Dr. Marcel Vogel specifically references quartz cut to a precise design known as the "Vogel cut." In my experience, Vogel-cut crystals are extremely powerful, but unadulterated, natural quartz also works in the same way, just with less "laser-like" strength. Vogel, untitled manuscript.

CHAPTER 4　三種必備基本款水晶

105   **Even though our Stone Age:** There is a possibility that these prehistoric Neanderthals from the Maastricht-Belvédère site in the Netherlands happened upon hematite near to them, but the largest known hematite deposit is roughly twenty-five miles away in Eifel. In these areas in Eifel with hematite deposits are Neanderthal sites that have stones from the Maastricht-Belvédère, lending some evidence to the connection of these two sites. W. Roebroeks, M. J. Sier, T. Kellberg Nielsen, D. De Loecker, J. M. Pares, C. E. S. Arps, and H. J. Mucher, "Use of Red Ochre by Early Neandertals," *Proceedings of the National Academy of Sciences* 109, no. 6 (2012): 1889–94.

105   **They then took great effort:** Ocher comes in a range of colors from yellow to sienna to burnt red depending on how the pigment was processed, but all ocher is derived from hematite.

105   **In addition to painting:** Michel Pastoureau and Jody Gladding, *Red: The History of a Color* (Princeton, NJ, Princeton University Press, 2017).

105   **This is why the ancient Greeks:** A student of both Plato and Aristotle, the Greek logician, botanist, ethicist, and all-around scholar Theophrastus gave hematite its original name, *aematitis lithos*, which means "blood stone," sometime between 325 and 300 BCE. Later an ancient Roman, Pliny the Elder, translated *aematitis lithos* to the Latin *haematites*, which means "bloodlike." "Hematite," Mindat.org, n.d., accessed August 31, 2017, www.mindat.org/min-1856.html.

105   **While the female sex:** Chris Knight, *Blood Relations: Menstruation and the Origins of Culture* (New Haven, CT: Yale University Press, 1995).

108   **Scientists have discovered:** The hypothesis that the inner core of the Earth was a solid ball of iron was made by Danish seismologist Inge Lehmann in 1940. It was later confirmed, in 1971, that the inner core is an iron-nickel alloy. (By the newest evidence, the composition of the inner core is actually 85 percent iron, 10 percent nickel, and 5 percent silicon.) Considering that women are the holders of many of the blood mysteries, I find it quite interesting this scientific theory originally came from a woman.

108   **This means *Mother Earth's*:** Most iron on the crust of the Earth is bonded with other minerals. Iron ores like hematite need processing in order to make pure iron. Free metallic iron is virtually unknown on Earth's surface.

109   **So while animals will run:** Maryann Mott, "Did Animals Sense Tsunami Was Coming?," *National Geographic*, October 2, 2018, https://www.nationalgeographic.com/animals/2005/01/news-animals-tsunami-sense-coming/.

109   **Information about an object:** Safi Marroun and Teresa McNulty, "Fingertips Increase Sensitivity to Touch: Modern Human," AskNature, August 16, 2017, https://asknature.org/strategy/fingertips-increase-sensitivity-to-touch/#.XLOLp-tKiL4.

116   **Grounding takes the overabundance:** In addition to the major chakras aligned with your spine, you have minor chakras, like those that are in your feet. The root chakra and the chakras in the feet have an important relationship with each other, as the foot chakras help transport the energy traveling down from your crown chakra down through to your root chakra. Then from the root chakra your foot chakras become the conduit to move the energy down into Mother Earth. It is a way of bringing down ethereal energies through your body and grounding them in the physical world.

129   **This is because love:** For more explanation of how love is not an emotion, see Karla McLaren, *Language of Emotions* (Boulder, CO: Sounds True, 2010).

CHAPTER 5   水晶、色彩、脈輪

140   **The number of these major:** Cyndi Dale, *The Subtle Body: An Encyclopedia of Your Energetic Anatomy* (Boulder, CO: Sounds True, 2009).

141   **Of all the systems:** The Vedic period lasted from 1500 to 500 BCE in the Indian subcontinent.

CHAPTER 6   如何分辨真假水晶及避免使用人造加工水晶的原因

175   **In every step of the process:** See the website of Jean-Noel Soni, www.topnotchfaceting.com.

175   **But this is actually a dishonor:** "Fluorite," Mindat.org, n.d., accessed May 30, 2017, https://www.mindat.org/min-1576.html. Fluorite also takes the shape of dodecahedrons, hexoctahedrons, and tetrahexahedrons.

176   **It's no coincidence:** Nicholas Kollerstrom, "Geometry of the Great Pyramid," Graham Hancock Website, January 6, 2009, grahamhancock.com/kollerstromn2/.

177   **Amethyst gets its purple:** Rock Currier, "Amethyst Specimens," Mindat.org, June 1997, https://www.mindat.org/article.php/905/Amethyst+Specimens.

177   **The amethyst is forced to change:** Kurt Nassau, *Gemstone Enhancement: Heat, Irradiation, Impregnation, Dyeing, and Other Treatments Which Alter the Appearance of Gemstones, and the Detection of Such Treatments* (Oxford: Butterworths, 1984).

181   **The atoms of metal:** "How Is Aura Rainbow Quartz Made?" Geology In, January 1, 1970, http://www.geologyin.com/2017/06/how-is-aura-rainbow-quartz-made.html.

186   **Quartz, emeralds, diamonds:** Kurt Nassau, *Gems Made by Man* (Radnor, PA: Chilton, 1980).

RESOURCES

Crystals, Metaphysical Workshops, and Healing Sessions

PLACE 8 HEALING

place8healing.com

Place 8 Healing originally opened as a studio for my crystal healing practice but has since expanded to become a metaphysically based healing and wellness space with the purpose of vetting only the most heart-centered healers of integrity to share their wisdom and healing. Information on the retail shop, workshops, and events and the various healing modalities available at our Los Angeles space can be found on our website. Place 8 Healing also carries crystals for sale online, including the crystal set used for the exercises in this book, as well as a selection of fine metaphysical crystals and stones hand-picked by me for their metaphysical vibrancy and potency.

Crystal Healing Training

CRYSTAL ACADEMY OF ADVANCED HEALING ARTS

webcrystalacademy.com

Founded by Katrina Raphaell, this is the crystal healing school I trained in. If you are interested in learning about crystal healing to heal others, her school teaches the advanced techniques of laying stones. Courses available worldwide and online.

CRYSTALIS INSTITUTE FOR PERSONAL AND PLANETARY HEALING

crystalisinstitute.com

A crystal healing school led by Naisha Ahsian. She teaches techniques and approaches to the crystals that are different from those taught by my teacher at the Crystal Academy of Advanced Healing Arts. Though I am not familiar with the specifics of what she teaches, I deeply respect her written work, as through her writings she expresses her deep connection, integrity, and commitment to the crystals.

Crystal Meditations

INSIGHT TIMER

insighttimer.com

This free meditation app is available on Apple and Android and includes thousands of different meditations from various teachers. Crystal meditations led by me can be found on this app under my name.

Fee Mining Locations

ROCKTUMBLER.COM

rocktumbler.com/blog/fee-mining-and-digging-sites/

If you are interested in digging for gems and minerals, this webpage (from a site focused on the lapidary art of rock tumbling) lists various fee mining sites, mainly in the United States.

INTERNATIONAL GEM SOCIETY

gemsociety.org/article/gemstone-toxicity-table/

Unfortunately, there isn't a comprehensive listing of minerals and their toxicity when used in gem elixirs, but information can be gleaned from other mineral-based disciplines like that of gemstone cutting. This webpage lists the toxicity of various gemstone materials, though it does not explicitly specify if the toxicity is the result of normal handling, physical cutting of the material, or ingestion. For gem elixirs, pay the most attention to any entries that mention hazards with ingestion, solubility, or any other reaction to liquids.

AS ABOVE SO BELOW

asabove8sobelow.com

The project that started my journey toward becoming a crystal healer, As Above So Below is a metaphysical fine jewelry line made in accordance with fair-trade, ecological, and ethical principles. All pieces are intentionally designed with my understanding and experience as a crystal healer to support the wearer's healing.

MINDAT.ORG

This site is the ultimate resource for mineralogical information online. This nonprofit organization's mission is to advance the world's understanding of minerals by providing a comprehensive database of information about minerals and their localities, along with specimen photos. Information is uploaded all over the world by volunteers and then verified by geological experts. It's my go-to site for scientific information about the geological properties of individual minerals.

THE-VUG.COM

the-vug.com/educate-and-inform/rock-and-gem-clubs/

The-Vug.com is the self-described "home for all things mineralogical online." Their website has the most comprehensive listing of rock and mineral clubs in the United States, sorted by region and by state, along with a listing of a few international organizations.

ROCKANDMINERALSHOWS.COM

Many rock and mineral shows are sponsored by local clubs who bring in outside dealers to sell minerals and mineral-related goods. This site has an exhaustive listing of open-to-the-public shows, which can be sorted by state and date.

XPO PRESS

xpopress.com/show/countries

Xpo Press is known for being the publisher of the printed show guides for all major gem shows in the United States. Their webpage also lists a calendar of gem, mineral, fossil, and jewelry shows outside of the United States.

致謝

　　薩滿的工作是在安全的情況下引導一個人穿越多重交替的現實，帶領他們去經歷有時陌生、有時充滿危險的心靈冒險，並幫助他們達到自我實現的目標。Bridget Monroe Itkin，感謝你成為我的書籍出版的薩滿，熟練地引導我走過對我來說完全陌生的出版世界，如果沒有你靈巧的技能為我和這本書導航，這本書就不會成為現在的模樣。

　　我要向 Artisan Books 團隊的其他成員致上謝意：Lia Ronnen、Carson Lombardi、Nina Simoneaux、Michelle Ishay Cohen、Jennifer K. Beal Davis、Nancy Murray、Allison McGeehon、Theresa Collier 及 Amy Michelson。能與這樣一群強大有力的女性一起工作是無比美好的一件事。過程當中的每一步，諸位都向我展示了卓越的奉獻精神，及對於書籍製作的完美承諾，成果不言而喻。

　　感謝我的經紀人 Meg Thompson：感謝你完全了解這本書的意義，感謝你一路支持我。

　　感謝 Rock Currier：「瑪瑙？你喜歡瑪瑙？？？」你裝出一副瞧不起人的模樣，調皮冷笑。在你詭詐的玩笑中，我看到你跟那些喜歡高級礦物的勢利小人完全不一樣，你是真正熱愛礦石的人。我們都非常想念你，我希望透過這本書呈現你所收藏中的一部分心愛的礦物，讓我們永遠記得你。願你對礦物知識的貢獻及你的幽默與玩笑，永遠不會被遺忘。

　　感謝 Alfredo Petrov：我希望這段感謝詞不會影響到你與地質學家同事的名聲。謝謝你總是為我解釋地質方面的問題，而且從來沒有因為我是「外行」而小看我。我一直很欣賞你的熱情與樂觀（同時感謝你經常告訴我可以在哪裡找到好東西）。

　　感謝 Kristin Pinnow、Rosie Pineda 和 Linlee Allen：如果沒有你們的幫忙，我的官網 Place 8 Healing 無法成為現在的樣子。你們幫助我建立網站，為本書奠定基礎發揮了重要作用。感謝官網所有的客戶、支持者和朋友們：感謝你們熱愛水晶，並成為愛與療癒的真正求道者。

如果沒有 Dennis Middleton、Ako Castuera、Rob Sato、Beth Katz、Junzo Mori，及來自 Samy's Camera Pasadena 團隊的 Juan Gonzales、Jason Lyman 與 Andy Sanchez 的協力製作，書上的水晶的照片就不可能如此精美。感謝 Miles Wintner 為本書創作插圖，感謝 Amir C. Akhavan 允許我們改編你的石英結構圖，感謝 Yudi Ela 拍攝照片，捕捉了水晶治療過程的美好。

感謝 Patricia Kaminski 和 Richard Katz：他們是地球母親植物生命的偉大導師，感謝他們在傳授能量藝術方面作出的奉獻，及成為眾人正直的榜樣。

感謝我的水晶姐妹 Antoinette Aurell、Tedra Baymiller 和 Tara Hofmann：深深感謝我們能夠一起成為水晶治療師，我永遠感謝彼此的陪伴和支持。感謝卡崔娜‧拉斐爾（Katrina Raphaell）作我們的老師，開啟了我們對水晶世界的理解和覺知。

感謝 Christina Chungtech 和 Jean Noel-Soni，你們是我實現目標的催化劑，感謝你們成為幫助我發現人生目標的重要角色。

感謝我所有的朋友，感謝你們一直以來的愛和支持。我愛你們。

感謝我的植物和動物家人，特別是我辦公桌上的小貓，常在我寫作時不斷提醒我享受活在當下的樂趣。

感謝地球母親，為我們提供居住之地，為我們提供自我實現所需的一切材料。感謝您分享您的水晶來教導我們，並以無比的耐心疼愛我們這些愚蠢的人類。

感謝我的導師 Marsha Utain：沒有任何言語可以完全表達我對您的指導和幫助的感激之情。我之所以能夠成為現在的我，都是因為有你。謝謝您。

最後，最重要的，我要對我的丈夫 Marc Brown 致上謝意：我從來沒想過我會找到人生伴侶，但我現在已經了解，為什麼宇宙會讓我們相遇。沒有你的愛和支持，我的水晶療癒工作不可能完成。雖然我是這本書的作者，但你和我一樣肩負了書上所有水晶訊息的責任。謝謝你一直是我的堅固磐石。我愛你。

國家圖書館出版品預行編目(CIP)資料

許願水晶連結指南：3 款必備水晶與 5 個練習,快速提升感應
力，讓你願望成真！／艾潔利雅‧李（Azalea Lee）著；黃春
華譯. -- 初版. -- 新北市：大樹林出版社，2022.03
　　面；　公分. --（療癒之光；3）
　ISBN 978-626-95413-3-1（平裝）

1.CST：另類療法　　2.CST：水晶　　3.CST：寶石 4.CST: 能量

418.99　　　　　　　　　　　　　　　　　111001467

療癒之光 03

許願水晶連結指南
3 款必備水晶與 5 個練習，快速提升感應力，
讓你願望成真！

作　　者／艾潔利雅‧李（Azalea Lee）
翻　　譯／黃春華
主　　編／黃懿慧
特約編輯／楊心怡
校　　對／范媛媛
封面設計／葉馥儀設計工作室
排　　版／菩薩蠻數位文化有限公司
出 版 者／大樹林出版社
營業地址／23357　新北市中和區中山路2段530號6樓之1
通訊地址／23586　新北市中和區中正路872號6樓之2
電　　話／(02) 2222-7270 傳真／(02) 2222-1270
E - m a i l／notime.chung@msa.hinet.net
官　　網／www.gwclass.com
Facebook／www.facebook.com/bigtreebook
發 行 人／彭文富
劃撥帳號／18746459　　　　戶名／大樹林出版社
總 經 銷／知遠文化事業有限公司
地　　址／222 深坑區北深路三段155 巷25 號5 樓
電　　話／02-2664-8800　　　　傳　　真／02-2664-8801
初　　版／2022年03月

大樹林學院

Line 社群

微信社群

First published in the United States as THE CRYSTAL WORKSHOP:
A Journey into the Healing Power of Crystals
Copyright © 2020 by Azalea Lee
Photograph page 8 by Yudi Ela
Illustrations pages 74 and 143 © 2020 by Miles Wintner;
illustration page 74 adapted with permission from Amir C. Akhavan
Published by arrangement with Artisan Books, a Division of
Workman Publishing Co., Inc., New York.

This edition through Big Apple Agency, Inc., Labuan, Malaysia.
Traditional Chinese edition copyright: 2022 BIG FOREST PUBLISHING CO., LTD
All rights reserved.